那不只是
身体的病

陕西新华出版
太白文艺出版社·西安

[英]阿拉斯泰尔·桑豪斯——— 著 陈赢———译

果麦文化 出品

"莫问病人患何病,且问病患是何人。"

"现代医学之父"威廉·奥斯勒爵士
(Sir William Osler, 1849—1919)

序：
我们的人生是值得过的

>大多数时候，疲劳、疼痛、眩晕或背痛并不代表任何疾病。
>
>——桑豪斯医生

拿到这本书，我当晚就迫不及待读完了。成都一位医生来访，拿起书读了片刻，立即发话："欢迎这本书到我们医院来发布！"

作者桑豪斯是一位英国医生，1989年开始行医，心之所向——"我一路奔着精神病学而去"。他对精神病学相关的各种问题深入观察与思考，日复一日解读人心，渐渐走向了更加智慧、灵活、本质、广阔的道路。

书中桑豪斯医生的故事很是有趣。

行医之初，桑豪斯医生注意到一个叫玛格丽特的年轻女人，常年漫游于医院，似乎是个"专业病人"。她总是在寻找疾病，一个问题刚解决，另一个问题立即冒出来：胸痛、偏头痛、眩晕、关节痛……桑豪斯医生反复劝她不要一有风吹草动就去检查。十年光阴里,玛格丽特另辟蹊径——她的工艺手作日益有趣,特大号的黏土苹果、牛角酒器、搪瓷大象,成了岁末她送给桑豪斯医生的礼物,同时为她自己打开了一个知、情、意的新天地,焦虑的巨大能量终于有了出口,算是将焦虑修成了正果。

还有一个年轻人,因为眩晕发作看了六个科:心脏、风湿、神经、植物神经、消化和耳鼻喉科。最后桑豪斯医生终于发现了真正的病因:极端焦虑引起的过度换气导致了眩晕。于是用了八周时间进行抗焦虑治疗,彻底解决了眩晕问题。治疗效果与病人的信任程度、医生的治疗信心成正相关。

在精神病这个难以名状的百草园里,奇花异草比比皆是。2004年我在东欧见到一位病人,也是喜欢手术,反复要求"剖腹探查",外科医生被弄得无可奈何,只好黑色幽默了一把:"要不,这次我们干脆在肚皮上安个拉链?"最后,病人支支吾吾说出真相:"平时家人都不理我……只有在我术前术后,他们才提些东西来,跟我说几句话。"闻之让人心寒。

许多人好像需要制造某些身体的痛苦来暂时覆盖另一些精神上的痛苦,足见人们痛苦到了何等地步。这令我想到瑞士心理学家荣格所言:"是人类的痛苦的千山万壑,让我选择了精神病学这样一个职业。"

医道维艰,桑豪斯医生行医的最初感受是"坠入深渊"。在急诊室值班,是一种排山倒海的疲劳体验:"开始当医生的头几年,我的慈悲和好奇慢慢消散,脾气变得越来越坏,我开始讨厌病人:我听说病人死在救护车上,不来急诊室了……我喜滋滋地关了灯,躺回医院配发的松垮床垫上。"

好诚实的自我忏悔！念及医道之艰辛，不知有几多人真能普渡众生，功德圆满？《清代医家张培峰论医德》就提醒过大家："德不近佛者不得为医，才不近仙者不得为医。"

我自己1983年开始做精神科医生，到了1992年，日益精疲力竭，自感支撑不起那些绝望、悲伤、苦难、虚无，终于落荒而逃。似乎唯有如此，才能摆脱精神崩溃的命运。后来，我步入全科医学领域，对于医学的思考，日复一日朝向更广阔、更本质的思路。正因感同身受，我对桑豪斯医生的坚韧和弹性实在佩服得紧。

像许多清醒而智慧的医生们一样，桑豪斯医生早早就意识到了医源性疾病、药源性疾病和过度医疗的问题。他在本书中明确指出：当今的"医疗文化"把正常人变成了病人，让这些人的人生"开始萎缩，停止锻炼，陷入久坐不动的生活"。他认为这正是一种"医源性伤害"。

他反复警告大家：过度的诊断和治疗会引发很多问题。"人格和心理状态会左右人们对健康的体验。症状是生命的一部分。大多数时候，疲劳、疼痛、眩晕或背痛并不代表任何疾病。"

洞察这些问题需要跨时空、跨学科的思路，好在近年来人们渐渐注意到了诊断的灰色地带：很多医学无法解释的疾病（medically unexplained disease，MUD），被称之为"未分化疾病"。据浙江大学医学院报告，诸如此类的问题在全科门诊大约占20%，其中有些是过度医疗造成的。似乎检查越多、疾病越多；诊断越多、疾病越多；治疗越多；疾病越多。

在本书中，桑豪斯医生很具体地指明了这种趋势。以精神病诊断标准为例：美国精神障碍诊断与统计手册（Diagnostic and Statistical Manual of Mental Disorders，DSM）在 20 世纪 50 年代推出了第一版，共 132 页，共有精神疾病 128 种。而到了 2013 年的第五版修订本就变成了巨大部头，共 947 页，列出了精神疾病 541 种。看上去在六十年间，精神疾病增多了 413 种。桑豪斯医生很是诧异："用常识想一想，就知道这有多么离谱。"

桑豪斯医生慧眼识得真相。比如，今天自闭症谱系障碍就是如此：越来越多的儿童甚至成人都能满足该诊断标准，于是被贴上了疾病的标签，从此以病人身份生活，这真是一种巨大的误会和不幸。

桑豪斯医生甚至能像古老中国的哲人们一样智慧——他推崇"无为而治"。本书中他很巧妙地引用了 18 世纪科学家本杰明·富兰克林的高论："对健康最致命的莫过于过度呵护它。"

就像那些最好的医生们一样，桑豪斯医生阅过千人万人，因而对事实明察秋毫："那些在手臂上用特大号字体文身，文着'保持强大'的人，其实是因为脆弱。""对于智力上乘者来说，他们的能言善道在别人听来可能咄咄逼人，他们的羞涩寡言可能被视为唐突无礼。"

无论中外，精神疾病排在前几位的都是焦虑、抑郁、强迫。

本书中有 40 次提到"焦虑"，提醒我们焦虑会侵蚀身体，会引发高血压、冠心病、甲亢、胃溃疡、糖尿病、失眠、便秘等问题，对此，荣格在一百年前就提醒我们：90%的生理疾病与焦虑有关。

然而不焦虑又如何可能？西方哲学认为焦虑是一种本体性的危机感，与生俱来、在本源上是一种人类永恒的存在方式。即所有的人都时时刻刻焦虑着，只要活着，必然焦虑，概莫能外。

然而，焦虑的能量其实是很珍贵的，它是生命力之所寄，是注意力与记忆力的资源，是智慧与创造力的源头，是情感的反应堆，它决定了人们的动作强度和行为效率。今天的问题是，这些珍贵的能量是否能派上现实的用场，指向一种建设性、创造性的方向。

书中还57次提到了"恐惧"。恐惧当然是一切心理疾病的成因。恐惧把世界蒙上了一层灰黑色，让人战栗、失眠、杯弓蛇影、战战兢兢。照海德格尔的话来说：恐惧是一种崩溃的、支离破碎的、在世（being-in-the-world）被毁坏的体验；这足以让个体消耗、窒息、丧失了栖居（dwell）于此世间的力量。在具体生活中，我们可以看到好些个体因恐惧，最终走向淡漠、瘫痪、虚无、走向自我放逐。

也就是说：一个真实而敏感的人，必有痛苦，必有恐惧。

精神病是焦虑的极端状态，人们常常处于精神上的两难处境，如果长久的冲突无从表达，最终会导致精神能量蓄积，失去控制，火山爆发，各种心理原型即以五光十色的形式展现出来，由此进入意识与无意识的分裂及精神崩溃状态，就像打开了潘多拉的魔盒。

然而对有幸表达者而言，这种极端敏感、警觉和激越的状态，

v

正是艺术创作的原动力。比如荣格就借曼陀罗、梦境、象征、灵魂、阴影、面具、炼金术等得以逃脱精神病的厄运。西班牙画家达利借他天才的画笔出色地表达了错觉、幻觉、危机、妄想、疯狂、死亡，而在现实世界取得了巨大成功。

一般来讲，焦虑最好的出口是指向建设性的每日劳作和创造：创造文明、文学、艺术、科学和意义。

每一个时代的人们都有新的焦虑和冲突，意义心理学也认为：当我们有了更高的人生的目标和意义，我们就能在焦虑、冲突中前行。如果我们缺乏人生目标，我们的当下痛苦就变得毫无意义，无法忍受。

年复一年，行走在人性悲剧的千山万壑，桑豪斯医生也意识到：人们会患上心理疾病，是由于生活缺乏意义，而不是脑中缺乏血清素。他还以乐观主义者的态势宣布："如果意识到这一点，世界会变得大不相同。"

生老病死的苦难永无止境，焦虑和恐惧永无止境。"在路上"的我们如果能习得"向死而生"的宽阔与坚忍，是最为理想的。而桑豪斯医生面对着无数千疮百孔的生命，鞠躬尽瘁，逐渐获得了这种理想的人生态度。

由此想来，精神科医生是一个很好的职业：了解生活，洞察人性，积极入世，向死而生。

"吾心即汝心，吾思即汝思。"

让我们记住桑豪斯医生的殷切希望："停止内心的自我批判，相信自己是足够好的，知道我们的人生是值得过的。"

对此伟大善意，不得不感谢。

文笔幽默，故事有趣；千山万水，来之不易。希望有缘读者能读到此书。

胡冰霜
2024初秋于成都江安河上

胡冰霜

华西医科大学医学博士，复旦大学预防医学博士后，四川大学心理学教授、硕士生导师。曾任华西医院精神科医生，先后至摩洛哥、摩尔多瓦、美国、保加利亚、蒙古等国从事全科医学的学习与实践，并担任"中英性病艾滋病防治合作项目"专家。著有《与病对话：全科医生手记》《变态心理学》《诗意书画》等，译有《现象学和拉康论精神分裂症》等。

目 录

001　第一章｜踏入精神医学的旅途

016　第二章｜精神疾病的污名

025　第三章｜规避风险的文化

041　第四章｜忧郁症

049　第五章｜利他行为

068　第六章｜慢性疲劳

081　第七章｜自杀念头

091　第八章｜体重问题

105　第九章｜健康观念

116　第十章｜医学之谜

133　第十一章｜活出意义

144　第十二章｜接纳病人，接受自己

157　第十三章｜疼痛的意味

173　第十四章｜求死之心

184　第十五章｜思虑过度的代价

194　第十六章｜做决定的能力

208　第十七章｜时日无多

220　第十八章｜新冠之疫

230　后记

243　致谢

246　参考文献

第一章
踏入精神医学的旅途

虽然我和罗兰只有两面之缘,我却清楚地记得他。实际上,在见面前我就听见了他的声音。午饭后,我走回等候室准备开启下午的就诊,忽然一个让人哆嗦的声音把我吓了一跳,近似咳嗽,又像扑哧的鼻息声。

我和他在诊疗室里坐下来,他开始讲述自己的故事:三十三岁,未婚,三年前从加蓬来到英国。从那以后,他觉得喉咙越来越不舒服,导致频繁的爆破般的喷气声。

罗兰在英国的生活很艰难,他努力找工作,举目无亲,女儿和前伴侣在加蓬一起生活,无法和他相见。他的症状起于几年前,现在比以往任何时候都严重。他扑哧扑哧又咳又呛,分散了我的注意力,我总有种拿块消毒湿巾擦桌子的冲动,专注听他讲话可不容易。朋友们鼓励罗兰去看医生,而他的言外之意是,医生起初并不担心他的症状,后来才把他转介到医院进一步求诊。

我很清楚,罗兰生活中累积的压力和失望加剧了他的神经性抽搐,这种抽搐在他的运动系统里已经深深扎根,乃至进入了自动模式。我见过这样的症状，不寻常的动作和行为经过反复操练后就被固化下来。比如，我见过有些人步态很奇怪，走起路来不自然还费劲，看上去却不像是故意表现出异样，甚至连肌肉和神经都完全没问题。有时候病人会出现顽固的疼痛或眩晕，或者只能轻声说话，生理上却查不出任何毛病，经年累月的医学排查也一无所获。症状有多少种，病人的表现就有多少种。

治疗这样的病人时，即使没有明确的生理原因，我还是会承认他们的痛苦不是伪装或效仿来的，而是和其他任何病症一样真实存在，虽然我们认为这种病症起因于心理层面。

很难了解为什么一个人身上会出现某种特定的症状，比如瘫痪，而不是眩晕和耳鸣。早在20世纪初期就有精神科医生认为人的症状是有象征意义的。比如，一起骇人事件的目击者随后可能会出现失明症状。虽然这种说法仍在精神病学教材里偶尔被提及，但相信这一点的人并不多。

在罗兰的案例里，他的症状起始于咳嗽和喉咙痛，但他对呼吸的持续关注发展成了一种思想负担。堂兄告诉罗兰，他一定是被诅咒了，罗兰觉得日益严重的病症正在应验这个说法。这种担忧只会让症状不断延续，直到咳嗽和鼻子喷气变得像呼吸一样自然。诸如此类的表现通常被称为"转换障碍"，这个理论认为心理压力会"转换"成生理症状。不过我得承认，目前对这类障碍怎么命名还没有一致的说法。这种分类体系的杂乱反映出多年来我们理解症状的不同方式。有些诊断名称来源于弗洛伊德的精神分析理论，比如"转换障碍"；另一些诊断则是描述性的，比如"持续性生理症状"，但其实两者讲的是同一件事。"功能障碍"这个术语通常指在身体结构（包括神经、肌肉和器官）完好无损的前提下，身体功能却受损的情况。有时有些术语使用起来还带有贬义或侮辱性，比如，"丧病人"是指打击医生士气的患者，"肥卷宗"用来形容病人厚厚的病历记录。还有一些术语，比如"幕上"（大脑的一个区域），虽然是医学词汇，听上去挺尊重患者，其实却在疯狂暗示病根是在脑子，医生使用这个词就相当于向同行眨眼示意：这病人就该归精神科管。

我拿起罗兰的病历档案，向全科医生口述诊断结果时，有两封信掉了出来。第一封信是耳鼻喉科专家写的，诊断出他的声带有问题。第二封来自神经科医生，诊断他神经系统失调。我开始担心，会不会是我完全误读了他的状况？要不要把我的诊断明确记录在信上？我变得越来越不确定自己的判断，因为我知道耳鼻喉科和神经科医生都很精干，对诊断不会马虎的。不仅如此，几周后罗兰来复诊，让我的诊断显得更站不住脚：他竟如释重负，微笑着说症状全部消失了！原来他对我们的"三重奏"医学会诊不抱丝毫信心，就去找了一位同情他的牧师倒苦水，牧师也同意这病一定是诅咒上身，便为他施了圣水。他就这么奇迹般地痊愈了！

我却感觉像被惩戒了一样，非常内疚。罗兰见了四位"医者"，每一位的结论都基于各自对人体或心智的理解，都见到了各自想见到的那部分：耳鼻喉科专家从声带寻因，神经学家沿神经溯源，精神科医师问疾于心病，牧师则施以灵魂的解药。这一切搅动着我的心绪，令我不安，因为我一向以为，我眼中的所见就是事物本来的样子。

这是一种狭窄的视野，医学亦如是，可我们却尽量不去质疑对医学秉持的观念。所有的医学教科书都只教一种呈报病例的公式：首先从流行病学入手，了解疾病有多常见；接着是病因分析和基于医生临床所见的病情陈述；再到病程分析——疾病在没有医学干预的情况下会如何自然发展，最后一步是对疾病结果的预测，即预后。这套程序下，我们讨论的是治疗方案如何干预疾病的自然结果，也就是说，人类必当战胜自然。

我的整个职业生涯里，一直在给医学院的学生上课。他们相信所有的症状都源于疾病，所以应当给予医学检查，再提供一种治疗方案。这个流程在医学训练中被内化成他们的第二天性，以致没有人会去质疑它。隐藏在这背后的信念便是，在这个流程之外的一切东西，都不属于真正的医学。当我试图教学生以另一种方式思考时，他们先是面露一丝怀疑，接着便不安起来。我向他们解释，症状是生命的一部分，大多数时候，疲劳、疼痛、眩晕或背痛并不代表身患任何疾病。好的医生能够意识到这一点，在医者的角色中，很重要的一部分工作便是去判断哪些症状需要检查，哪些可以忽略。然而，主流的医学观点和大众舆论不这么认为，症状仍然被视为疾病的表征，依据则是西医实践中普遍采用的"传染病医学模式"。

我们基于这个模式来识别致病原，研发出抗生素或其他药物来攻击致病原，从而达到治愈的目的。对传染病的治疗成为现代医学取得的首个重大胜利，循证方法从此开始取代教义和迷信。这种纯科学模式在医学的许多领域都获得了巨大成功，帮助我们了解并医治癌症、心脏病和肾病等诸多疾病。正因为如此，纯科学模式才能成为过去几十年里的不二之选。

然而，只关注治病的科学性却忽略其社会性是一个错误，而今天我们还在延续这个错误。说到底，这种模式不会告诉我们哪些病人会无视症状或怠慢治疗，哪些病人会调整生活来改善预后，也不会告诉我们谁的家属会给予支持，谁会发展出抑郁症乃至想了结生命，而谁又会发掘出不曾自知的韧性。换句话说，只知道如何用科学治病，并不能帮我们了解治疗对一个个体而言是否能够成功。

更糟糕的是，这种科学取向在实际的医疗中造成了无数不必要的检查，最终检查不出什么结果的时候，病人的症状就被当成臆想打发了。有时候，血液化验单或者平扫结果里出现了某个可怕的"偶然发现"，就算和就诊的症状毫不相干，也会引发新一轮过度检查和过度治疗。像罗兰这样的病人，症结并不在于症状的真实性——他们的症状是真实发生的——只不过，引发症状的并不是我们在医学教科书里看到的那类病而已。

"健康"到底是什么？这个问题我们通常不会想太多，而是凭着本能去判断身体好不好。真要思考这个问题，一般也是从"生物学"意义出发，看看我们的器官是不是在各司其职。其实，真正的健康并非仅指身体器官的正常运转，还包括一种受众多因素影响的主观幸福感。人们往往认为密切关注身体有助于长寿或健康，其实这是个谬论，真实情况正相反。本杰明·富兰克林在18世纪就敏锐地觉察到，"对健康最致命的莫过于过度呵护它"。我们还没吸取教训，还被鼓动着做更多的筛查项目、健康检查，听从更多提升健康意识的倡议。所有这些都使得我们前所未有地担心自己的身体，虽然我们从没像现在这样健康过。在富兰克林之后的一个多世纪，马塞尔·普鲁斯特说道："医生在用药物治好一种紊乱的同时（我听说偶尔能治愈），也给健康的人们接种了致病剂，使得他们出现了十几种其他的紊乱。这个毒性比世界上一切细菌都要强千倍的致病剂，就是'觉得自己病了'的念头。"

在研究医学史的历史学家眼里，我们今天所处的时代是一个充斥着"自我"的时代。可穿戴设备监测我们的睡眠、心率和每日步数，却很少有证据证明这样能改善长期的健康状况，[1]（编者注：同此例，全书所有参考文献均见书末汇总）反而会让脆弱群体出现疑病症状——对健康数据的密切关注触发了他们对健康的焦虑，而焦虑则会侵蚀健康的身体。

对健康和幸福的担忧，伤害的并不只有脆弱群体。尽管西方国家的死亡率下降，疾病治愈率上升，我们对健康状况的自我感觉却还不如上一代人。一项调查美国20世纪后半期健康趋势的研究表明，无论是处在长期还是短期医疗状况下，美国人都比他们的先辈更虚弱、病得更严重。[2] 同样在美国，另一项研究发现，人口每增长10%，发生永久性残疾的人数便增长37%。[3] 怎么会这样？因病致残的人数怎么会有如此急剧的增长呢？其中至少有一部分原因与我们如何看待和思考健康有关。

用背痛来举例，背痛是致残的重要原因之一。据估计，下背部疼痛在美国每年花费医保系统超过一千亿美元。[4] 研究表明，西方国家的下背部疼痛人数增长，这一增长很难用任何背部疾病的发病率来解释。[5,6] 德国的一项研究最有可能给出合理的解释，该研究比较了1990年东德、西德在统一前和统一后十年内的背痛发病率。东德在1990年前的背痛发病率低于西德至少10个百分点，而在接下去的十年间,东德的背痛发病率逐渐"赶上了"西德,等到研究结束,东德的背痛比例已与西德一样高了。研究的作者们对这一现象的成因似乎再无疑问。东德被西德"传染"的不是任何实际的疾病,而是人们对背痛的信念和态度,而这也很有可能是导致美国下背痛发病率激增的原因。[7]

那么,我们该如何看待健康?为什么东德和西德对背痛的预期如此不同,使得东德人比他们的邻居西德人感觉更健康?接下去的十年并没有改变东德人的脊背,可他们却开始自觉比过去更痛苦,承受着背痛带来的过度医疗、致残和经济负担。这不是大多数人眼中疾病的样子,也不是我就读医学院时想象中的健康问题。

健康不只是身体无恙,而是一个无形多于有形、精神多于肉体的状态。它也是一种主观感受,不易测量,我们瞬息万变的情绪和预期影响着它。所有这一切并不科学,并不规整,令人沮丧,也是横在医学和心智之间的未知腹地。这是许多医生不愿意踏入的领域,相比之下,做扫描、X光或外科手术来得更干脆,更能给他们带来确定感。

随着人们对身体的科学知识不断积累,医学也变得支离破碎,分裂成太多不同的分支,毕竟这么大的知识体量不是靠一个人就能掌握的。这样的好处是我们对身体的每一个器官系统都有非常深入的专业理解,患者的某个器官得病了,可以得到高水平的治疗。缺点则是许多医生对他们专业之外的领域不甚了解,只知皮毛。视域不广,则智慧不深。也就是说,医疗提供的是聚焦式的技术手段,因而不太可能考虑其他因素,比如病人的人格或心理健康状况,而这些因素都会显著地影响症状的表现。可见,把技术取向套用到医学上是场灾难。那些症状与疾病毫无关联的患者因此经历多次医学检查寻找病因,却徒劳而返。就好比开门用错钥匙,虽然拼命转动钥匙,一次比一次更用力,却都是白费力气。这么做不会有任何好处,通常还会造成糟糕的结局,医学也是同理。

对很多病人来说,我们的治疗方式完全没有帮上忙,还让他们在不必要的医学流程里受到了损害。我们把不需要医疗的正常人变成了患者。当这种聚焦于疾病的方法没能套用在有些人身上时,我们就认为是医学的失败,而通常的解决方法却是加大力度地继续套用。这的确是医学的失败,但不是因为我们缺乏理解人体的技术能力,而是因为我们没能理解"人"本身:人们为什么发展出症状?为什么来看医生?我们也常常没能理解病人想从治疗的互动中得到什么。

我们体验到的健康状况和测量到的健康状况之间是脱节的,由此我常想起一个关于心脏病康复的研究[8]。心脏病发作后,一部分心肌细胞凋零了,心脏的工作效率便不如从前。这被称为射血分数,也就是从心室泵出的血量。正常的射血分数值为55%以上,经历过心脏病后这个数值依据受损情况有不同程度的下降。研究者发现心脏病发作后的致残程度并不总是和射血分数直接相关,而是与病人对疾病的信念有惊人的相关性。如果病人认为患病会带来严重的后果,他们的人生就开始萎缩,停止锻炼和性爱,陷入久坐不动的生活。反之,如果病人认为疾病是可控的,他们就更愿意参加康复训练,从容生活,重拾过去喜欢的工作和活动。决定预后和活动能力的正是他们的信念。心脏病发作后的体力活动是有益身体的[9]。即使心肌受损的程度更严重,情况依然如此。射血分数值为45%的人可以因此丧失活动能力,而射血分数值低到35%的人也可以把人生过得充实而满足。

关于人体,关于它的解剖结构、生理机能、病理分析,我们知道得足够多了。问题在于,情感以种种方式左右着我们对身体的看法和对健康的体验,然而我们——包括医生和病人在内——竟然都很少关注到这一点。

我本人的精神科执业之路是迂回曲折的。我从没打算在大学里学医,却在父母多年劝说下最终申请了医学专业。虽然英国是我土生土长的地方,父母却依旧秉持所谓第二代移民的进步观,觉得当了医生才证明我真正抵达了成功的彼岸。

医学院的面试过程很奇怪。要是面试官问你为什么想学医,一个公认的"自杀式"回答是:"因为我乐于助人。"不管你是不是真心的,这种回答都会被视作肤浅的陈词滥调,所以我知道不能这么说。还记得报考那年只有一个男生在面试时如此作答,回应他的是面试官冷冷的一句:"那你怎么不去学护理呢?"很庆幸我没碰上这个问题,毕竟"是父母逼我学医"这种话也不是什么好答案。

时至今日,如果再有人问我何以对医学感兴趣,我会说:"因为对人感兴趣。"虽然彼时还是医学生的我绝不会把这两者关联起来。那时候,我们关注的是医学的科学性。我们学过人体解剖学,尸体来自向"科学"捐献遗体的人。福尔马林的气味仍能让我回想起上学时的解剖教室,一具具尸体就这样成排摆放在解剖台上。到了第三学期,听到老师让全班"自己去拿条腿来解剖"时，我已全然无感，毫不迟疑地起身，从容踱步至教室后方的大桶摸索出一条人腿来，往回走时只有一个想法，留心手里的腿别砸到了人。

可是，一群十七八岁的青少年对生死、对关乎存在本质的重要议题能有多深的体悟呢？我相信，这就是为什么许多学生会等到读研时才开启精神病学的训练。医学院教给我们的是如何对人体疾病做出冷静的临床分析，譬如：解剖学揭示五脏六腑的位置，生理学呈现身体如何正常运转，生物化学窥探细胞怎样工作，神经解剖学用于剖析人脑，神经生理学解释正常人脑的运作，病理学研究疾病的规律，还有组织病理学教会我们在显微镜下观察尸体。我们学了如此之多，却一次都未曾探讨过这样一个问题：改变与病人的互动，会以无数种微妙而复杂的方式触发病人健康状况的变化。

精神科大夫也都是医生，同心脏科、神经外科还有全科医生一样，都在医学院接受了同样的训练。我们了解身体运作和疾病发生的原理，也知道药物是如何影响人体又被其加工的。然而，精神科大夫还多了一样东西——对人性的理解，这是对人类生活好奇的产物。所思源于所见：我们目睹了人们的个性、智力、遗传和不幸如何以林林总总的方式导致不同的健康状况和疾病。

在取得从医资质后，我的工作压力陡增，得到的支持却微乎其微。随之而来的结果便是：我越把病人视作有待解决的临床问题，而并非带着希望、恐惧和情感的人，生活于我就越容易。我会对同事说："我去看一下1病房的胆囊，你去瞧一下4病房的痔疮，然后我们再去检查重症监护室那个药物过量。"类似这么讲话的情形并不少见,医生经常不用姓名称呼病人,已是司空见惯的事。可是,在工作头几年的时间里,面对因极度痛苦而过量服药的病人,我的慈悲与好奇慢慢消散。我变得急躁、易怒,开始嫌恶病人给我找麻烦,还剥夺我的睡眠时间。我似乎从没离开过医院半步,深陷糟糕的情绪。那时还是单身的我把原因归结到整天都在工作上,脾气变得愈来愈坏。我在六个月里重了十二斤,毫无疑问,这"归功于"轮班间吃的那些微波炉速食和成包的薯片,外加从护士台拿的巧克力零食。

一个特别的值班夜终于让我意识到这样的状态有多糟。那天是凌晨三点,我从早上八点就开始工作,睡意正酣时,寻呼机突然响了。起初,我晕晕乎乎地以为天亮了,拿起寻呼机才看到是医院总台打来的,说明医院外有人打了电话并且有全科医生接诊了,这意味着接下来的一小时左右急诊室会收治病人,也意味着我睡不成觉了。第二天还要忙碌的我,一想到又是一个不眠之夜,整个肩膀都瘫软了。我答复了寻呼机,全科医生说病人是一位疑似心脏病发作的七十六岁老妇,问我能否收治。拒诊自然是不行的,火冒三丈之下我没好气地答应了。

撂下电话后,我知道病人很快就会进急诊室,医院大门隔着值班室的薄墙哐当作响,这让我保持着警觉,时醒时睡。后来我一定又睡着了,因为寻呼机第二次响起时,被吵醒的我再一次脑袋发蒙,随后才反应过来发生了什么。寻呼机上的号码并不是从急诊室打来的,不是要告诉我病人已经到了,这是另一个从医院外打来的电话,看来是又收了个病人。我心情沉重地拨了回去,才意识到同我说话的正是之前那位全科医生,他告诉我病人死在了送医的救护车上，不会来急诊室了。一瞬间，我的一夜睡眠，或者说还剩的半个夜晚的睡眠又失而复得了。我喜滋滋地关了灯，躺回医院配发的松垮睡垫，可接下来却睡意全无。我开始心生困扰：一个本可能被我挽救的生命就这样消逝在夜色里，不知道她有没有家人，有没有退休计划，也许还有未竟之事？先前的心满意足很快化为羞耻感——这不是我，我不想成为这样的人。我觉得自己失去了仁爱的本心，而这恰是医者最重要的品质。

在这之后又过了几年，我进入了精神病学领域。就我而言，住院医学的问题是它太容易上手了：那时我已当选为英国皇家医师学会成员，级别仅次于顾问医师，继续往上走看起来是更轻而易举的事。可我感到厌倦了，从医几年后，心脏病发作的病例在我眼里相差无几，接手过的胸部感染、肾衰竭、关节炎和许多其他病例也大同小异。

但药物过量的病人却不同。我会怔怔地听着病人讲述戏剧般的人生，惊惧于人世间的背叛，对人性的脆弱深感同情。而让他们做出悲剧性决定的理由，往往平庸到不值一提，这也让我大感吃惊。我记得有位女病人，因为男友不忠、工作无趣而耿耿于怀，可让她一气之下过量服药的原因，竟是在浴室弯腰捡梳子时不小心把头撞在了水槽底下。谁能想到抬头撞到水槽也能成为压倒骆驼的最后一根稻草！这些故事吸引了我，让我看到生活的另一面，也揭开了我们生而为人所共有的、最根深蒂固的弱点。

改行成为精神科大夫逾二十五载，我已有能力做生平真正想做的事情，去倾听、去理解如你我一样的普通人。我听过无数人讲述最深的恐惧和未竟的梦想，见过他们对身体病痛的反应、忍受精神疾病的煎熬。我渐渐明白，我们的相似性远大于差异性，我的所见所闻告诉我，人们在面对爱、丧失、救赎、压力和精神疾病进展时的反应，都是人类共通的反应。我们都会陷入恐惧、脆弱和犹疑，但是向自己承认这一点都很难。我们喜欢用一切办法展示力量和自信，从而彰显自己的成功。开什么车、去哪里度假、住什么房子、穿什么衣服、练就什么身材，所有这些都为了证明我们是完美的、重要的。可我们这么做，恰恰是因为缺乏安全感、确定感和自信心。我们渴望通过他人的认可来肯定自己的人生，每个人真正想要的都是相似的东西，那就是：停止内心的自我批判，相信自己是足够好的，知道我们的人生是值得过的。

一个人的人格、态度与信念影响着他在每个人生阶段的生活。回想学生时代，我们身边总有同学无论怎么捣蛋都能逃过老师的法眼，而不那么讨喜的同学做什么都是错。有些孩子不费吹灰之力就能取得进步，另一些孩子交个朋友也困难重重。智力中等、天资平平的人能通过勤奋、坚毅和偶尔膨胀的自信，拥有如日中天的事业；而对智力上乘者来说，他们的能言善道在别人听来可能成了咄咄逼人，他们的羞怯寡言可能被视作唐突无礼。如果他们意识不到这点，职业发展就会停滞不前。不论是用语言还是非语言交流，我们和外界互动的无数种方式，全都左右着此生前行的方向。

同理，人格也直接影响了我们与身体之间的交流。当身体出现症状，我们是选择无视，还是每次一感觉异样就担心到频繁看医生？我们能不能信赖他人，比如相信医生，还是认为他们的医疗决策背后是大型药企的阴谋，因而选择对医嘱置若罔闻？也许我们会觉得医生出错了，宁愿听从网上看到的建议，或者是深信某个朋友对医生的话反其道而行之的故事。又或许你是那么一个讨人喜欢又执着的人，乃至医生愿意为你付出比其他病人更多的时间来研究新的治疗方案，甚至游说医药公司给你提供某个药物。笃信宗教和文化信仰的人会把病痛理解成一种惩罚；抑郁症会让病人觉得治疗毫无意义，以致不主动求医；而我见过的躁狂症患者则以医者自居来决定自己的治疗，引发悲剧的后果。我们的信念、口才、预期、毅力和精神状态都显著影响着自身的健康状况。然而，作为应该被综合考虑进去的因素，它们的重要性却远未得到重视。

我专攻的精神病学着眼于身体与心理的交叉地带，早年在内科，以及后来在社区和精神科病房的从医生涯让我有经验可循。近二十年里我都受雇于某个精神卫生信托机构，在一家综合医院工作。这是大多数人都很熟悉的一类医院，收治内外科的门诊病人，设有住院病房和手术室。人们因为身体上的健康问题去医院，对求医问诊的预期就是诊断、开方，甚至可能还要考虑手术。很少有人料到就诊结果是去见精神科医师，但他们中的许多人也由此彻底转变了护理方式。

健康是一个复杂的问题。它要求我们理解人性、熟悉人体，来达到护理的效果，要面对艰难的决断和未知的因素。这就需要一个人保持灵活，能接纳不确定感。肉体的枯萎原因有限，而生活、经历、人格和心理却能以无穷尽的方式和健康发生关系，并最终呈现在医生面前。这是始终吸引着我的领域。

探索人格和心理如何主宰我们对健康和幸福的体验，是本书的主旨。心理对身体的影响如此之大，可能让你难以置信，却是真实存在的——心理决定了我们是什么样的人，将成为什么样子。它塑造了我们对症状发生的理解和反应，决定了我们接受怎样的治疗，甚至对疗效亦有影响。

在本章之后的部分，你会看到很多身心问题，来源于多年来我所接诊的案例。从中也许能让你对综合医院精神科医生的工作窥见一斑，也希望本书能帮你打开认识心理、身体和健康的新视角。

第二章
精神疾病的污名

在 20 世纪八九十年代,人们对精神疾病讳莫如深,承认自己得了精神疾病是件羞耻的事情。这就跟个人收入、婚外情那些话题一样不可告人。得了精神病,就会被人隔着后院篱笆说三道四。而在今天的时代,每个人连同英国皇室在内都在公开谈论精神疾病,难以想象这个话题曾经令我们如此难以启齿。

我一直在想,这样畅所欲言的新自由在多大程度上是一件好事。对精神疾病的讨论(媒体用词通常为"精神健康")肯定有助于消除羞耻感和去除污名。历史上大多数时间里,人们惧怕精神疾病,精神病人也因此遭殃。有证据显示,不能把情绪问题说出来的人,尤其是那些被社会孤立、陷入孤独情绪的人自杀风险更高[1]。因为他们无法靠自己卸下重负,也没法从别人那儿得到必需的帮扶。人们越频繁、公开地探讨精神失常,就越能接受它是正常的疾病。男性气概就是刚硬缄默,精神疾病就是弱者标签,这样的认知是我们尤其需要摒弃的。

从另一方面来说,能被公开的精神问题往往是一些轻症,而且为了让大众接受会充分地"洗白"。比如，皇室成员也许会承认忧郁是缘于丧亲之痛，但恐怕没有一个皇室成员会被鼓励说出自己患有精神分裂症、幻听幻视或妄想偏执。这恰恰说明，某些精神疾病仍然被高度污名化而不可言说，能在公众面前谈论的大多只是临界于人类正常体验的心理微恙。

我想，或许是因为受美国文化的影响，让我们得以更公开地讨论情感。在20世纪90年代由杰瑞·施普林格主持的那种美国闲谈秀，你想忘都忘不了，嘉宾们在电视上吵翻天，还相互揭短。在过去任何一代人眼里可能是莫大羞耻的事情，如今不但能在大庭广众下说，甚至还带着几分自豪感。

想起在那个时期，有一次我在医院遇到一位母亲和她已成年的女儿。我走进电梯间时她们正在吵架，原因不明，听着就是挺寻常的争执，争一些有的没的。电梯门开了，我们三个走了进去，争吵还在继续，她们没觉着不好意思，也没觉得我被迫"旁听"有什么可尴尬的。母女俩还偷瞄了我几眼，似乎有些引以为傲的样子。从中我看到社会行为的变化，人们已开始采纳新的社会规范。

电视节目《老大哥》和之后的其他真人秀节目进一步带动了这种自我披露的行为，在一定程度上引领我们走向一个更开放的、去污名化的社会。传统英美价值观里的宽容已被替代，变成了对接纳的坚决要求，由此我们开始接纳不同于社会常规的人和事。在精神疾病领域，这只会是件好事。

迈克·舒特博士在2002年至2005年担任英国皇家精神科医师学会主席时，鼓励人们改变对精神疾病的态度。还记得他在2002年的一次大会发言上讲述了自己抑郁症发作的情形，我听得屏气凝神。他描述了当自己还是个医学生时,抑郁症是如何开始的,还解释了这一切是如何影响了他。他的讲述完全脱稿,在亲密的氛围中,鲜活地描绘出抑郁症的黑色面纱。能见证这样坦诚的时刻,我感到无比荣幸。

大约也在那个时期,业内刮起了一股风潮,在精神科顾问医师的任命面试上会邀请曾经的精神科患者成为面试小组的一员。这导致在我的第一次任命面试中,出现了让我有些不自在的状况。面试伊始,一位"服务用户"问我为何觉得自己能成为一名出色的顾问医师——标准面试套路,问题抛得稍高了些,但还落在边界内。下一个问题却让我措手不及,不过也许我早该有所预料。"你本人有没有患过精神疾病?"我想我应该配合面试流程,简单粗暴的一句"没有"不太合适,但这个提问本身让人觉得很冒昧。毕竟,心脏科医生在求职面试时,不会有人问"你有没有心脏病发作的经历?"我不知道我们的自白风气是不是有点太过头了。

那个关于我是否得过精神疾病的提问让我想起了童年在曼彻斯特的时光。亲人全都住在那儿,我的曾祖父母们逃离了欧洲犹太人遭受的迫害和屠杀后,便把这座城市作为最终停泊之地。在这些亲戚里,有两位姨母分别叫珀尔和萨迪,她们一起生活在位于曼彻斯特北部普雷斯特维奇镇的一栋独立屋里。她们成年后的生活全都在这栋房子里度过,自从20世纪40年代入住后,几乎没有动过房子一处。每周六的下午,我们会步行去看她们,穿行在拥挤的街道时,随处可见穿黑衣、戴黑帽、留着大胡须的男人,他们正往返于位于曼彻斯特郊区犹太人聚集区正中心的犹太教堂。

1962年,萨迪参加了我父母的婚礼,这是她最后一次从房子里走出来。十几岁时，有一天她在室外感到眩晕无力，焦虑感汹涌而至淹没了她。直到回到给她安全感的家中，眩晕才好转。从那以后，每一次出门她都会感到天旋地转、喘不过气。就这样，她出去的次数越来越少，生活的半径也越来越小。出席我父母的婚礼是她做的最后一次努力，此后她便决定为了好受一点，索性再也不出门。

萨迪就在家里忙活起来。她很有下厨的天赋，每周六下午我们全家都会去她那间采用橡木镶板的小雅室做客，萨迪会从挨着厨房的送菜窗口递给我们炸鱼、鲱鱼、腌黄瓜和各式花样的自制小蛋糕。我和兄妹们坐着喝咝咝冒泡的汽水，吃着蛋糕，偶尔因为挑出蛋糕里的长头发丝而四目相对。喝完茶，大人们接着聊天，我们则跑到客厅，争抢一把内置搁脚板的酒红色派克诺尔牌弹簧躺椅。等坐定下来，我们就开始看电视节目《体育世界》，然后是电视剧《神秘博士》。客厅地毯印有鸡尾酒杯的图案，即便铺在20世纪40年代的邮轮上也不会显得不协调。等我们要上楼用厕所的时候，问题来了：楼上静悄悄、阴森森的，吓得谁都不敢独自上去。我们总是约定两人一起去，一个在厕所门外守着，另一个赶紧撒尿。

萨迪姨母不出门，便养了一条狗做伴，因为她不外出，狗也出不去。布朗迪是一条混血狗，臀部垂着一撮毛。只有在门铃响的时候，或者有人要拿剪刀剪掉奇丑无比的那撮毛时，它才来了精神。许多年里，它慢悠悠地兜来逛去，屁股上的毛打了结，钟摆似的来回晃悠。萨迪很爱布朗迪，无微不至地照顾它，喂它吃上好的肉，可对它而言这不过是个镀金的笼子。它项圈上系着洗衣绳，绳子从这一头到另一头，便是它被拴住的全部世界——它可以跑到前院花园，但那里已是尽头了。

后来，因为缺乏同类的陪伴，布朗迪开始行为退缩，精神也有些不正常。它死后，萨迪又养了一只贵宾犬叫米吉（把原主人吉米的字母倒过来取的名字）。米吉是个闹腾的小家伙，喜欢在你坐着时用屁股蹭你的腿。禁闭的生活恐怕让米吉也心态失常了。我在青少年时期就开始好奇，狗会不会也像人一样得精神疾病，使得原本温驯的宠物情绪不好，因为没有任何别的办法表达苦恼的心情，所以就把邮递员给咬了。

即便狗能给人带去快乐，让人忘记烦恼，现实却是，因为患有广场恐惧症，萨迪整个成年生活都困在室内。一个人如果被判终生软禁，肯定会强烈抗议，可这却是萨迪给自己施加的监禁。她因此错过了平常人一生中所有的里程碑——进入职场、找另一半，或许再生几个孩子。除了这些事，她还错失了构成日常生活的点点滴滴：公车上和某个乘客的眼神交流，超市结账时的闲聊，秋天空气里烟雾般的味道，夜间开车时电台播了想听的歌，夏日午后新割好的草坪——或大或小的种种体验，贯穿于一整个人生，都错过了。从她最后一次出门的1962年起，她对外界所有的了解都来源于电视和电台。造成这一切的就是广场恐惧症，通常被看作无关紧要的小问题，够不上"精神分裂症"或"严重的心理疾病"。然而，没有几个疾病能以广场恐惧症那种方式吞噬一个人的生活。

萨迪的客厅餐柜上总是堆满了米尔斯和布恩公司出版的千篇一律的浪漫小说，出版商大量炮制，所以每个月都能有一本上新。

医学爱情系列小说的封面一角印有心电图曲线，熟悉的心脏电波形状同时也象征着陶醉于爱情时悸动的心跳。在这些小说故事里，英俊却傲慢的医生迷上了美丽而体贴的护士，她吸引他的不仅是美貌，也因为她的善心。如果你唯一的浪漫史就出自米尔斯和布恩公司出版的小说，又没有现实生活可参照，到最后你很可能就把小说故事当真了。所以，萨迪一直活在那些小说里，就像今天的人活在电脑处理后的虚拟现实中一样。多年后，萨迪中风了，几个礼拜里她都神志不清。她和我的对话一直飘忽在现实和虚幻之间，她总说起一个高大、黝黑又帅气的陌生人会带她离开这儿。这话不禁让我心碎。

萨迪的妹妹珀尔一辈子体重都超标，多年来她似乎还在持续地长胖。她每天都去家族生意——位于罗奇代尔的家具店上班，赚钱养家，萨迪则包揽做饭和其他所有的家务活。

和萨迪一样，珀尔一生未婚，而且从不肯看医生——关于后者她经常反复大声说这是她的原则。这条原则从何而来我不清楚，但我猜可能和她对体型的介怀有关。在她还是个孩子时，每次医生上门，她都会躲到橱柜里去。或许那时的医生更爱评头论足，可能曾经毫不留情地强调过她的体重问题，结果就是不论小病还是大碍，她都不愿意去看医生。

等珀尔一成年，任何人想跟她理论一下这个过激的立场是否合理时，都会被她反复用一句"我不看医生"倔强地顶回去，接着她下巴一抬，讨论到此为止。因此，她从未和医生讨论过她的体重，或是皮肤上红褐色大理石样的皮纹（靠暖气太近的缘故，萨迪皮肤上也有，上了医学院之后我才知道这叫火激红斑）。

一连串事件最终迫使珀尔也留在了家中。第一件事是家具店工人加入了工会,这鼓励了他们向管理层提出要求,并且认为任何阻抗都是老板想要压迫工人的企图。对家具店每个人来说都很不幸的一点是,珀尔和她的家族并没有夸大经营困难,工人不断加码的要求使得生意加速破产,直至最终倒闭。所有人都失业了:销售、工头、收银员,还有珀尔。

这一切发生时,珀尔承受的压力开始显现严重的后果:她在下班回家的路上遭遇了事故。她被高出一截的街沿绊倒,一个跟头摔到了马路上,因为个头太大、浑身疼痛而爬不起来。她拒绝了救护车("我不看医生"),最后被人扶到了车里送回家。这件事让她心有余悸,生怕再次遇险,于是她也再不敢出门了。

每周六下午在姨母家度过的时光里,我对珀尔长久的记忆是她用大手捧着茶壶,手掌和手指都平贴在上面。滚烫的茶壶谁都摸不了,可珀尔似乎感觉不到灼热的温度。她详细说着一周中发生的事件,声音独特又刺耳。而我则不停瞄着门口,伺机坐到躺椅上看《体育世界》和《神秘博士》。

每次离开珀尔和萨迪家,我都会心存内疚。她们俩对我们都那么慷慨大方,虽然那时我还小,无法给予什么回应,但能感受到她们的善良和爱心。在下一个周末相聚之前,我会去上学,我父母去上班,我们和外面的世界打交道,而她们的视线所及依旧是房子里的一切。临别时,我会亲吻她们满是汗毛的脸颊,发现珀尔的皮肤呈现出奇怪的桃粉奶油色。随后我收下她们塞到我手里的五英镑,躲过汪汪乱叫的狗,蹦蹦跳跳地钻进车里。第二天是周日,我会照常去踢足球比赛,而随着夜晚的降临,我也愈发忧愁起来，毕竟，又得上一个礼拜的学了。

萨迪去世后，珀尔的行动越来越不便，但她仍然不接受任何医学干预。她的生活范围持续萎缩，连卧室也搬到了楼下的前屋，勾起了我童年在那儿过逾越节吃家宴的回忆。到最后，珀尔的状况越发糟糕，入院治疗已不可避免，直到进了医院，珀尔才知道自己患有甲状腺功能不良。那时我已经在医学院念书了，所以关于珀尔的一切开始明朗起来：她的体重，桃粉奶油样的肤色，她那永远嘶哑的嗓音，甚至还有稀疏的眉毛，全都是甲状腺功能减退的典型症状。解决方案很简单：每天口服一粒甲状腺素替代激素，这样就足够了。

我的姨母们如今紧挨着彼此，安息在曼彻斯特北部的公墓地下。在今天看来只是轻微的心理问题，却改变了她们整个人生轨迹。萨迪的广场恐惧症让她一生被困室内，可如果当时她寻求帮助，那样的状况是可以得到治疗的。如果珀尔能克服对医生不合理的猜疑，她就可以靠每天服用甲状腺素，摆脱一生中因为甲状腺机能减退得不到治疗而导致的种种弊端。我不知道讳疾忌医本身是不是应该被归为一种心理问题，但我们一想到可致终生受累的健康问题时，往往先想到癌症、肾衰竭或多发性硬化病，而不是珀尔和萨迪那样的案例。

所以在第一次顾问医师的面试上听见那个提问，我想不出该如何表达内心的伤感和绝望。在我难以磨灭的童年记忆里，常伴我左右的珀尔和萨迪——两个勇敢、善良、慷慨的人，要怎样才能准确地描绘出我爱的她们，怎样形容我想到她们时复杂的心情？我想我做不到，也不想去做。那个关于家族精神病史的提问，无论初衷多么善意，都像一根针扎在我心上。所以那天面试时，我给出了一个平淡且程式化的回答，大概是说精神疾病很常见，大多数家庭或多或少都会受影响之类，这也是事实。那次的顾问医师申请最终没有通过——我并不感到意外。

第三章

规避风险的文化

社会文化对医疗文化的渗透之深，对疾病的诊断、治疗影响之重，经常令我感到震惊。我们对健康和疾病的看法不仅基于对生物性的理解，更杂糅了文化、哲学和宗教里的信念。早在希波克拉底所处的古希腊时代，人们就已试图回答今时的追问：疾病和健康，该如何定义？当时的主流观点认为，许多病症，比如癫痫发作，是因为被魔鬼附体或被神灵诅咒了。伟大的医者希波克拉底——医生宣誓所念的"希波克拉底誓言"即以其名字命名——反对上述观点，他认为疾病源于大脑和身体出了问题。[1] 他通过阐释致病原因是身体而非邪灵的道理，力求构建对医学的现代化认知。

当代医学在讨论身心如何相互影响的辩题时，总会回溯到17世纪法国哲学家笛卡尔的学说。笛卡尔认为：人体具有一个物质实体，包含了诸如神经、肌肉、血管之类；同时，人也具备一个无法广延的精神实体，即心智。他将心智视作与身体完全脱离的意识，心智或许可以经由大脑与身体交流，但并不是身体的一部分。心智与身体相互独立的观点，被称为"笛卡尔二元论"。

二元论扎根于宗教思想，相信人有永恒的灵魂，灵魂既独立于身体，又与身体相连。然而，二元论对医学而言则意味着身心在临床意义上的割裂。今天的主流医学文化就是把身体视作机器的文化，体内的器官被看作零件，按部就班地运转。因此，如果身体出了问题，症状出现了，自然就会很轻易地去追查发生故障的器官或系统。可是，正如已故社会学家里克·卡尔森在1975年出版的《医学的末日》一书中所言："把人当作机器确实有助于我们理解身体的功能，以及人类在宇宙的角色，但我们不能据此就理所当然地认为，把身体当机器来治就能药到病除。可医学却生搬了这个谬念，作为临床实践的前提。"[2]这便是当下文化的本质。我们对科学几乎是绝对地信仰，这让我们很难去想象，当人们感觉疼痛、乏力或眩晕时，这些症状既可以是真实存在的，同时又并非由身体的潜在问题所导致。可这种诊断跟主流文化如此格格不入，以至于临床医师和病人都很难接受。现实中，上述情境每天都在全国各地的诊所里上演，这个令人困惑又为难的真相，通常被人们当空气视而不见。用英国哲学家吉尔伯特·赖尔的话来形容，它成了"机器中的幽灵"。

我们通常并不思考身处的文化，就像泅泳的金鱼看不见水一样。很多时候，我们能顾及的只是怎么跟上工作进度。事实上，当医生的头一天，我只有一种感受——恐惧，完全没想过什么医疗文化。从医后只有无休止的工作，其他时间少得可怜。在20世纪90年代，行业新人根本没有渐入佳境的适应过程，规定8月1日入职，就从那天开始工作，就算那天是周六也一样。我的情况就是如此，那是1992年的八月，我到一家从没去过的医院报到，有人递了个寻呼机给我，然后就……没有然后了，直接上手干活。到了周末，就是值班待命，接诊急救科或病房送来的急诊病人，一个人顶几个人的活，寥寥几个值班医生负责全院。医院里还有一批有几年经验的专科住院医师，他们成天都在忙，实习医师询问的一些问题在他们看来无关紧要，他们总会因此发脾气。所以，我成为医生的最初体验犹如堕入深渊，没有欢迎活动，没有入职仪式，没有放包的地方。午餐时间是十二点到十四点，晚餐二十点结束，如果忙到错过用餐时间，连饭都没得吃。

即使在几十年后的今天，医疗体制对医生的冷漠态度依旧如故。我想的是，你不可能在一个机构内部同时实行两种文化，这是个不言自明的道理。你不能一边亏待医护人员（或任何员工），一边指望他们善待病人，这根本行不通。如果医护人员的身心健康得不到照顾，那么他们要治疗的患者自然也得不到悉心的照料。要明白这一点，医院负责人得富有远见。然而站在负责人的位子上想，他们自己也常年在来自政府或股东的千钧重负下苦苦挣扎，于是就出现了自上而下的层层施压。

从医第一天，我的头一个挑战就是找到值班室在哪儿。总算，它在一幢阴森的混凝土大楼第三层被我找到了。接下来的几年里，我每六个月轮岗一次，对各科室的值班室几乎了如指掌。典型的值班室是这样的：床垫永远松松垮垮（据说用的都是报废的医院床垫）；床垫很薄，高高低低，弹簧是断掉的，反正躺在上面就别想睡得踏实，床垫当中还有个凹坑，夜里常常睡着睡着就滚进去了。床垫散发着上几代实习医生的气味，我仿佛嗅到了他们的焦虑和不满,想象他们也曾在上面忍受过翻来覆去、无法安睡之苦。房间的窗帘很薄,也不知道是什么原因,颜色一般都介于深橙色和棕色之间。房间温控总是很差,不是因为开足马力的暖气没法关而热得要命,就是因为窗户漏风把人冻得瑟瑟发抖;窗户安装得不好,一有风,窗框就被震得咯咯作响,廉价的橙色窗帘也哗啦啦地飞起来。值班室大多离病房有一段距离,很不方便,有时离总院还很远,走夜路还常常很危险。总之,值班室的种种问题都反映出体制对实习医生的冷漠态度。但从医院管理的角度来说,原因讲得通:说到底又能怎么办呢?你在本院实习完六个月就走人了,新一批实习医生紧跟着上岗,战战兢兢、萎靡不振地接替你的位置。

现在,医生彻底取消值班室了,取而代之的是各个管理层级的办公室,这个趋势始于我在1992年获得医师资格的那段时间。由于医疗体系的变革,值班室被视为多余的设置。从医一开始,我就和所有同事一样,被分配到一家"公司"。这家公司有一名顾问医师,还有按资历排序的医生,从高级专科住院医师、专科住院医师、高级住院医师到初级住院医师。在接下来的六个月里,公司就是我的家,我几乎全天都和这些"家人"待在一起(远比和真正的家人待的时间久),我和他们一起照料"我的"病房患者。根据值班表,每隔三四个晚上,是和他们一起度过的时光。值班待命意味着早上八点到岗,当日的白天和夜间都要上班,有时在值班室睡上一两个小时,接着再继续第二天的工作。这常常很辛苦(有一个礼拜因为各种换班,我工作了整整140个小时),但因为和认识且信任的人在一起,即使苦战也显得没那么苦了。

现在的实习医生实行轮班制，表面上看，这给予了他们更好的生活质量，他们的工作时长确实也不同于往日的实习生。然而，轮班对医生来说同样是不利的，因为把值班表排得支离破碎，等于在阻碍良好的行医操守，破坏治疗的连贯性。一直以来，医院总把医生放在非常次要的地位。此外，实习医生的值班室没有了，顾问医师的餐厅撤掉了，有梯队的"公司"取消了，没有顾问医师带领实习医生团队共事共处了。这些缺失使得医疗行业内部缺乏凝聚力和团队精神，而这些曾经在振奋医生的士气上起到了关键的作用。

彼时，精神病学在综合性医院里没有一席之地。行业内充斥着一种文化和心态，认为医院就是解决身体健康问题的地方，仅此而已。至于心理问题，我们没时间处理。医院就像一条传输带，源源不断地送来成千上万的病人，还有投诉和调查，所有这些都让人无暇思考。医院首要考虑的是接待能力，于是速度就成了重中之重。对身心疾病感兴趣的精神科大夫在综合性医院里几乎不存在，在各大医学中心和大学附属的教学型医院里更是了无踪迹。坦白讲，不去过问任何心理相关的情况更好办些，因为即便病人说了什么，你也做不了多少。很快，病人自己也发现，治疗的心理层面似乎和医生关系不大，自然也就不主动去提了。

我在内心深处却开始怀疑，无视疾病的心理层面真的对吗？随着我在住院医学领域经验不断累积，资历上升，我开始去门诊看病。还是老样子，医院只希望你直接出现在岗位上，马上开始干活，没人会指导你怎么做。一般来说，到最后你就自己慢慢摸索出该怎么做。来一个门诊病例，就需要去翻病人过去的医疗档案，勾勒出一条时间线，了解他经历了什么。这包括了解病人曾出现什么症状，检查出什么结论，以及之前的医生是否罗列出他们认为可能的诊断（业内称之为鉴别诊断）。随后，你还需要掌握之前的医生在病患的诊疗上做了哪些工作。

实习医生一般会把问题往后拖，一直拖到自己转到别的科室，至少在遇到棘手的病例时就会如此。他们的缓兵之计就是开出一连串没什么意义的检查单，这样能达到两个目的：首先，表面上看起来是在积极行动，就好像做一堆无意义非必要的检查，就能代替周全的分析和清晰的决策一样；其次，这样会让病人感觉医生在认真对待和研究他们的病情。但其实，翻一翻病历便能一望而知，造成病人身体不适的是压力、不满、抑郁或多种其他心理和社会因素。比如，病人提及了复杂的家庭关系、拮据的经济状况、心境障碍和焦虑症。但木已成舟，医生执着于在身体上找原因，病人也深信不疑，觉得如果医生不认为是身体出问题，就不会一直追查一下。简单的处理方法是和前几任医生一样，规避该有的谈话，不去和病人讨论躯体不适其实有没有可能是心理或社会压力的外在表现。反正你只需再开几项没做过的检查，或者让病人复查几个项目，等所有报告结果出来时，病例已经轮到下一任医生接手——你解脱了。

从那时起，我下定决心，从内科转向精神医学。因为我终于觉悟到，医学虽号称以救死扶伤为宗旨，可当下的行医方式却加剧了患者的健康问题。这并非出于恶意，而是真正的好心办坏事。来看一下真实情况：在针对美国基层医疗进行的一项著名研究中，科研人员调查了超过550个病例，病人主诉出现了诸如胸痛、乏力、眩晕、头痛、背痛、麻木等常见症状，然而仅有16%的病例显示，症状是由某种身体隐患导致的[3]。这是个惊人的数字，也就是说，绝大多数因常见不适就医的人都找不出原因，也没什么可供医生治疗的。上述研究中，医生尝试给超过一半的病例进行治疗，据称这些治疗常常无效。自这项研究后又出现了很多重复研究来进行验证，验证的结果都是一致的。有相当数量的病例和多数人想象的求医问诊不一样。大部分症状并非由器质性病变引起，可我们却固执地佯装如此。

就算病人因为胸痛、骨盆痛、疲劳、眩晕、肠道问题或一系列其他不适，通过基层医疗转诊至医院专家这里，数据也没多少变化。伦敦的一项研究发现，在妇科就诊的患者中，妇科专家能够明确给出医学解释的病例只有34%，剩下66%的病例症状无法得到解释[4]。到了神经内科，情况也好不到哪儿去，专家能明确给出医学结论的病例只占38%。同样，消化科的数据是42%，心脏科仅有约45%的就医者被诊断为器质性原因。风湿科和胸科的数据分别是55%和60%。荷兰的一项研究调查了门诊的情况，仅48%的门诊就医者得到了明确医学诊断[5]。

此外，无法用医学解释的症状也很费钱。英国所有非必要的医学检查费加起来，数额约估超过每年30亿英镑，接近国民医保系统全年预算的3%[6]。有时候，医生心里清楚有些检查不会给诊疗带来任何帮助，但他们的理由是这样可以"让病人放心"。有意思的是，真实情况并非如此。有一项研究调查了平扫检查能否让常年头痛的患者放宽心[7]。乍一看，这想法不错，可以迅速打消他们担心自己得了不治之症的顾虑，帮助他们回到正常生活。可调查结果却让人大失所望：一年后，平扫检查带给患者的宽慰荡然无存，仿佛检查结果不存在一样。

政策文件时不时出台，强调原因不明的病症导致了高昂的成本。既有过度检查造成的经济成本（包括丧失劳动力的患者无法就业所产生的经济损失），也有人力成本的浪费，原因在于本质上是病人的心理问题，却错误地套用了医学诊疗模式。相关的报告和数据也纷纷出现，甚至一度获得媒体关注。然而，报告很快被抛在脑后，行医现状依旧毫无起色。

牛津大学心理医学教授迈克尔·夏普与伦敦大学金史密斯学院教授莫妮卡·格雷科一同对"病痛"（illness）和"疾病"（disease）这两个概念做了区分[8]。"病痛"指患者对症状的主观感受，病症给他们带来怎样的痛苦体验；"疾病"则是医生基于医学检查做出的诊断结果，可以从扫描、血检和体格检查中识别出来。所以"疾病"被视作经得起客观验证的"真实"存在，相反，"病痛"只是一系列症状，没有医生的诊断标签，就无从验证。因此，如果检查不出什么疾病，"病痛"往往就不被当真，于是患者的痛苦被质疑，他们的困境也被贬为某种品德问题。想象一下，一个人因为头晕去看医生。医生在检查后没有发现异常，对他说："好消息，检查结果一切正常。你可以放心了，身体没毛病。"可病人还是觉得头晕，却又不能说是因为疾病引起的。对他而言，什么都没检查出来绝对不是个好消息。同事和家人可能会开始质疑他的痛苦是不是真的，好心人（或许没那么好心）可能会建议他"振作起来"上班去。一个人如果被病痛的各种症状困扰，却找不到相应的疾病来解释时，他的痛苦在别人眼里就不再是痛苦，而是意志薄弱、品性欠佳的表现。

如此看来，现行的医疗模式虽让许多病人失望且成本高昂，从某种意义上却也能说得通。一轮又一轮的检查是为了给病痛贴上疾病的标签，这样患者的痛苦才能正当合理，从而避免被他人指责。社会的道德评价是由人来决定的，如果一个人的病痛源于心理而非身体疾病，即使他承受着很大的痛苦，旁人可能还是会判定他是自作自受，应该感到羞愧。反之，病痛如果是身体疾病造成的，那他就无可指摘，还会得到同情和社会支持。医学实现了合理化病痛的功能，是我们的社会赋予了它这个角色。

这种把身体当机器的医疗模式之所以得以维系，还有另一个原因，那就是日益加剧的风险厌恶文化。风险厌恶在这里是指医生担心漏诊的程度超过其他任何事，远远超过他们对过度检查后果的担忧。漏诊是医疗事故，对医生来说是场噩梦。过度检查则不同，给人的感觉是也许医生是谨小慎微了一点，但总体上还是在良好地履行医生的职责。但众所周知，过度检查的确会造成真实的危害，因为医疗检查不是百分百准确或百分百安全的：活检也许会提取到错误的组织，血管有被刺穿的风险，扫描的片子偶尔会出现不明斑点，血检报告的结果有时也模棱两可。诸如此类问题会加重病人的焦虑，免不了进一步又做一堆检查。

过去的这些年里，我就见过几位这样的患者，他们的生活被一个又一个好心的医生给毁了，就因为医生试图给每一个症状都找出病因。一个转到我门诊来的年轻人之前见了六个不同专科的顾问医师（心脏、风湿、神经、植物神经、消化和耳鼻喉科），为了给他的眩晕症状找到医学解释。情况在我看来很清楚，相信其他医生也会有相同判断：这位病人患有焦虑症，引发眩晕的是换气过度，这在焦虑症患者中很常见。然而，在没有先检查眩晕是否存在潜在生理原因之前，没有一位专家有自信明确这么说。他的生活在那十八个月里基本是停滞的，在内耳疾病、平衡障碍、低血压、神经和心脏原因上寻找病因，还检查了调节血管的神经有没有损伤。为此，他拍了 X 光，做了脑部扫描、血检和倾斜试验，戴了好几天心脏检测仪，血管里注射了造影剂，开始接受让他恶心和疲惫的治疗。因为健康每况愈下，他推迟了和女友的订婚计划，工作只能在看病的间隙完成。他做的检查和扫描我都数不过来，而我一般都会数一下。他经历的正是"医源性伤害"，也就是医生造成的无心伤害。

第一次见到他时，我很难和他展开对话。他二十几岁，看上去很年轻，却一脸警惕，甚至有些戒备。他机械地叙述着病情，因为之前已经讲过许多遍了。我问他求医经历是不是让他不再信任医生了，说到这时他才打起精神。他似乎被这个问题触动了，告诉我他对医疗行业已经完全丧失信心，医生让他承受那么多不适，花费那么多时间，可病情却比一开始糟糕得多。我得承认，这一点确实无可辩驳。他从小受到的教育就是要尊重权威，所以不愿意质疑医生的意见。我问他，我怎么才能知道他是否信任我，他不太确定，不过态度又柔和了一些。他很害怕，似乎迫不及待地要吐露他的忧惧和不安，不论是真病还是疑病。各种检查的结果只加重了他的担忧，在几个专家之间转诊也让他精疲力尽。我直截了当地告诉他，症状就是未经治疗的焦虑症引起的，而他对身体的持续担忧、各种检查和治疗又加剧了症状。讨论良久，我看得出他在认真考虑，最终他决定接受我给出的解释。最让人欣慰的是，在仅用一种抗焦虑药治疗焦虑症后，他的病情在四周内好转，身体在八周内恢复正常，不久后便在我的诊室结束治疗了。那十八个月如同一场他想竭力忘却的梦魇，同时他的经历却久久徘徊在我脑海中。这呈现出或许是当下风险厌恶文化里最大的问题：一轮又一轮程式化医学检查说明医生的诊断一直在盲目乱转，等于贻误了对病人真正有用的治疗时机。

几周后胸科诊所的同事转来一个病例：一位患有哮喘的中年女子，她呼吸困难的程度远比临床检查的结果严重。换句话说，哮喘医生们开始怀疑她的病症存在某些心理因素。

那时我刚进医院不久，很想给全科诊室的其他顾问医师们留下好印象。但实际上，在历史悠久的盖伊医院里，我发现自己是唯一一个精神科顾问医师，开垦着一片孤独的疆域。盖伊医院的先辈们在医疗界享有盛誉，他们的不朽之名被用来命名医院的病房[9]：解剖学家阿斯特利·库珀，拥有以他命名的库珀氏睾丸过敏、库珀氏乳房韧带、库珀氏疝等诸多发现[10]；詹姆斯·布伦德尔实施了世界上第一个输血手术；理查德·布赖特是肾脏疾病研究的先驱；托马斯·艾迪生发现了肾上腺皮质功能减退症，即艾迪生综合征，正是美国前总统约翰·肯尼迪所患的疾病。医院的长廊诉说着"盖伊群英"的传奇历史。我自觉肩负着医院在精神病学领域的名誉。为了把工作做到细致入微，我让秘书看一下那位转诊来的患者玛格丽特有无精神科的就诊记录。彼时，医生的病例是分类的，一类是记录身体疾病的，另一类则记录精神科病历，在医院不同区域分开存档。（自那时起几乎无甚改进。现在我们使用电子病历：一个系统记录身体疾病，另一个系统记录精神科病历。两个系统不可避免地各自独立，没有交叉。我的实习生先把病情记录到一个系统，然后把输入的文字发电邮给自己，接着登录另一个系统，再把复制的记录原封不动地粘贴进去。)

几天后，玛格丽特的病历被档案部送了过来，厚厚的一摞，可以想象里面放了多少材料。我一打开鼓鼓囊囊的文件夹，信件文档就散得到处都是，飘到了桌子和地板上。我俯身拾起它们。捡起的第一封信是用打字机打的，写于20世纪60年代，泛黄的纸张薄如蝉翼，字体参差不齐，个别词被划掉后用圆珠笔改动的痕迹还依稀可见。这封信是玛格丽特就读的小学写给她父母的，通知他们焦虑已经影响了她的出勤和学习进度。边上还有一封学校写的信，更简短但内容是一样的，对上一封信没有收到回复表示遗憾。另有一些文件掉在我书桌底下，写于70年代，文字充满了昔日医生专横的口吻。20世纪70年代，病人不能查看自己的医疗记录（实际上在后面的三十年里病人依然无权查看病历），所以在写病情记录的时候医生很少考虑病人如果读到会有何感受。

我捡起其中一封信，是内科医生写给一位现已退休很久的精神科大夫的："这个女孩（虽然她现在只有二十一岁）来找我就诊，主诉胸痛，她担心是心脏问题。她来门诊时带着关于心肌病的报纸文章。不得不说，我认为她的猜测都是臆想。我向她做了解释，把她转回到你这里。"

书桌的另一头躺着一封为庭审出具的精神鉴定报告，看上去起因是玛格丽特在80年代期间因入店行窃被抓。报告里写的是她从药房拿了东西没有付钱，她辩解称本想要付钱，却突然惊恐发作，从药房夺门而出。精神科大夫写的报告字里行间流露出对她的同情，认为她的说辞可信。

我拾起了其余几封信，可次序都被打乱了，没有找到关于庭审后续的资料。总算，散落的信件被我重新塞回了文件夹。有些是玛格丽特在诊所就医的记录，字迹难辨，勉强能从医生细长笔迹的文字片段里看到"紧张，易怒，增：抗焦虑处方"几个词，大意是鉴于她持续的症状，需增加抗焦虑的药物量。我禁不住感叹，那时候当医生也太轻松了点，写几笔潦草的病历，或许再开个处方，病人就感恩戴德、毫无怨言地被打发了。

玛格丽特在身体方面的就医记录也同样提供了很多信息。到了三十岁那年，她在医院一半以上的科室都挂过号。她做过几项侵入性治疗，似乎都引发了副作用和持续疼痛，而这又启动了新一轮检查。就像漫游仙境的爱丽丝掉进兔子洞一样，她坠入了医疗的怪圈，可奇怪的是，这反倒成了她的舒适圈。面对没完没了的检查，她从无异议，在医学的怀抱里找到安全感。她俨然是一个"专业"的患者，把生活稳稳地建立在看病这项日常工作上。

我不知道当时我对玛格丽特有怎样的预期，但见到她时，她最引人关注的地方竟然是她的平平无奇，完全不起眼。她穿着水洗牛仔裤、运动鞋，身着一件不够挺括的墨绿色衬衫，留着齐肩长发，稀疏的头发已经开始花白了。虽然声音里透露出一丝焦虑，但她说话条理清晰，能感觉到她竭力想给别人留下一个好印象。她说了一些童年经历，是我在病历上读到过的。她成长于伦敦郊区一个工人阶层家庭，从小就是个焦虑的女孩。她的父亲在铁路上工作，母亲从未工作过，一方面是要照顾三个孩子，另一方面是因为她患有偏头痛、眩晕和关节痛等诸多不适，经常卧床。渐渐地，玛格丽特每当遇到压力就觉得肚子疼，于是母亲也常常不让她去上学。

玛格丽特十六岁时得了阑尾炎。之前她腹痛了几年，还经常上课缺勤，自然也就很难让人再把她的症状当一回事。她说一开始医生没有认可她的说法，直到阑尾穿孔了，治疗才真正开始，很快她就被推进了手术室。这件事让她心有余悸，此后便开始做噩梦，梦见自己死在医院里。她回忆说，正是因为"他们从一开始就不好好听我说"，所以她才会越来越担心自己的身体。这导致她后来的求医问诊都出现了一种特定的模式：如果有人认为导致她出现某些症状的不是器质性病变，而是她对健康的过度焦虑和关注，她就会搬出过去的经历。对她而言，那是张王牌；对漠视病人的医生而言，那是教训。于是，因为担心被告，害怕漏诊，医生总会给她开检查单。

显然，长期的病痛对她的个人生活也有影响。她虽已结婚生子，但在一家纺织品公司短暂工作了一阵后，健康问题还是破坏了她的一切事业。她很少和家人度假，因为一出国就会担心自己生病。她的长期症状让我想起游乐场的打地鼠游戏，一个健康问题刚解决，另一个又冒了出来。当身体没有问题时，焦虑感又会重出水面，而且变得更严重。她的生活就以这种方式继续着就诊和检查的无数个轮回。我很想知道如果她康复了会怎么样，她会怎样度过自己的人生呢？

多年来，她一直是我的病人，情况几乎没有什么起色。在一定程度上，她能够理解我说的身心一体的概念。但每当她觉得身上哪里痛了，就把身心一体忘得一干二净。她会进入一种思维，确信这一次和之前的几百次不一样，这回肯定是致命的，就和那年的阑尾炎事件一样。她竭力地说服所有人，身体真的出问题了。一旦她这么想了，就会因疼痛、濒死感和绝望而哭泣。过不了多久，新一轮的医学检查又启动了，结果一般都是正常的，虽然有时会查出一些轻微的、没有严重后果的小问题。考虑到玛格丽特异常痛苦、情绪不佳，医生往往会给出治疗方案，其中偶尔也会包括手术。很无奈，这就是玛格丽特的生活。

我的工作收效甚微。我劝过她不要一有风吹草动就去看医生，也解释过上述提到的那个众所周知却很少被深究的事实：有这些症状很正常也很多见，绝大多数情况下都不代表罹患疾病。要改变玛格丽特很困难，更难的是劝说内科和外科的大夫放弃过度检查。他们明白我的意思，对玛格丽特的行为模式看得很清楚。可他们怕的是万一漏诊了怎么办。最主要的原因是，让病人做检查对医生来说没有任何损失，好像这永远是最安全的选项，即使它不是正确的选项。

我负责玛格丽特的治疗有十年之久。她已然产生了一种不可动摇的信念，觉得我救了她的命。我实在想不出为什么她会这么想。也许是因为这些年里我帮助她渡过几次难关。所谓难关，通常是指她收到官方机构的来信就会陷入惊恐，有时是家庭危机或家庭活动。这些不出意料都触发了她的焦虑或新的症状。

每年的十二月我都会收到她寄来的卡片，还有她在工艺美术课上完成的手作——有一年是一只特大黏土苹果；后一年像是一个巨大的牛角饮酒器皿，让我想起雷神用的杯子；还有一回是只搪瓷大象。后来，她突然搬到了别的地方，我把她转介给了另一位精神科医生。尽管她坚持认为她活下来的唯一原因是我，但在我看来，她的例子似乎恰恰支持了我的理论——越是我无所作为的病人，往往越对我心存感激。我尽最大努力保护她免于非必要的医学检查和治疗，把重点聚焦在心理健康上，可每次都遭遇了医疗文化的伏击。这种文化竭力想搞定玛格丽特那类状况，意识不到她代表的正是有健康问题的大多数人。我不是在责怪谁。她的医生们兢兢业业，用心良苦，她做过的检查和手术，相信他们也抱有疑虑。只不过，他们被厌恶风险的、僵化的行医方式所束缚。是我们的文化让过度检查成为几乎永远安全的选择。它努力迎合像玛格丽特那样的病人们，在我们对疾病穷追不舍的路上，病人们成了过度医疗的牺牲品。

第四章
忧郁症

对于人们得知我是精神科医生的反应,我现在已经能淡然处之了。最常见的提问大概就是:"你是不是在分析我的心理?"我的回答通常是"并没有",虽然偶尔我也会说:"是的,我注意到你刚才提问时在挠鼻子……"以上反映出人们对精神病学的本质和工作原理存在一种深层的误解。我们不会让病人躺在沙发上,要求他们自由联想;我们无法一眼识人,仅凭观察就洞悉内心;我们不会读心术。在咨询面谈伊始,我从不会上来就跟病人说,"聊聊你的童年吧"。不过,我的确会在日常工作中问超级多的问题,有很多还都是非常私密的问题。

我收到过很多"滑稽"的生日贺卡,上面描绘着这样一幅场景:病人躺在精神科办公室的躺椅上,留着络腮胡的精神科大夫正襟危坐着。但可能让你惊讶的是,医学院几乎再也不提弗洛伊德了,更不用说教他的理论。弗洛伊德生于1856年,卒于1939年,尽管他富有见地,但也已随着那个时代的远去而隐没。当然了,他讲的很多东西还是非常有意思的。弗洛伊德提出一个概念,那就是每个人的心灵都有一个"本我",沸腾着滚烫的种种欲望,驱动着人们向前,好比一辆车的引擎。可这辆车要是只有引擎没有刹车,离闯祸就不远了。他因而做了一个假设,认为还存在一个相反的力量,即"超我"来充当刹车的作用。在他看来,"超我"由一套拘束严苛的道德规则构成,一般来源于父母或其他权威人士,是人们要求自己去遵循的标准。平衡"本我"和"超我"的是"自我",是我们有觉知、有意识的部分。"自我"指挥行为,确保我们以社会认可的方式行事;同时,它也在本能欲望与道德良知的冰火交融间为我们保驾护航。

弗洛伊德的想法是,如果我们能把无意识的部分(本我和超我)带入意识层面,就能逐渐认识自己、理解自己。他认为,更好的自我觉察是疗愈种种心灵苦难的一剂良药。他的名字被用来命名一种口误,也就是所谓的"弗洛伊德式失言"。比如,一个人想说"等票子到了,我一定记得给他",却不小心说成"等票子到了,我一定得嫁给他"。弗洛伊德觉得这类口误揭示出我们心底的欲望,就像这个例子中,说话人泄露了想"嫁给他"的秘密。弗洛伊德还很重视梦,在他看来,形成梦境的正是我们在睡眠中畅通无阻的潜意识,于是释梦便成为通向潜意识的捷径。凭借诸如此类的技术,他相信自己可以窥探到隐匿于潜意识最深处的想法和欲望。他提出的假设是,要想克服心理障碍,我们就需要自我觉察,在理解自己的基础上,最终摆脱神经症。

以这种方式进行精神分析是个漫长的过程。个人分析可能需要每周一次,甚至很多情况下是一周五次。要深挖那些潜意识里的记忆,探测出被压抑的情感和欲望,这是个旷日持久的过程。

进展常常以年为单位来评估，而结果在我看来并不足以证明，为这些治疗花费大量时间和金钱是合理的。现代精神病学界的主流观点认为，弗洛伊德流派早已是明日黄花，与日常的临床实践再无关联。另外，穿着喇叭裤、胡子拉碴的精神科大夫是属于20世纪70年代的记忆了，今天的精神病学家身着素净而有型的西服，拿手工具是核磁共振扫描仪，他们熟知的理论把精神疾病视为一种自身免疫性疾病。临床医学的发展之路铺满了各种过时的理论，有的已了无踪迹，而有些理论比如精神分析虽已失势，却也能偏安一隅，并没有真正销声匿迹。

最经久不衰的理论中，有一个关于四种体液的学说，肇始于古希腊时代，在医学领域风靡了一千五百年。那时，医生还不像现在这样专门研究人体的不同部位。实际上，正如安德鲁·斯卡尔在《歇斯底里：疾病实录》里所言，这是蹩脚庸医的招数[1]。盛行了一千年的观点是，身心需要达到完美的平衡。这种平衡依赖于四种体液：血液、黏液、黑胆汁和黄胆汁。医生的职责是找出病人体液失调之处并纠正至平衡状态，从而治病救人。

基于这个学说，抑郁症患者的黑胆汁过多。黑胆汁在希腊语里是"忧郁症"的意思，所以"忧郁"一词沿用至今。躁狂患者则是血液过多，导致情绪兴奋、脾气暴躁。于是，寡淡的牛奶布丁一度成为流行的药方，用来中和过多的血液，恢复平衡。催吐剂、放血和清肠也都是为了平衡四种体液。

这个学说之所以能流传一千年，是因为它实在太精妙了，包罗万象，解释了身体的运行规律、人格特质以及人体与天地万物之间的关系。举个例子：黏液是与冬季相关的体液，正好解释了为什么冬天会流鼻涕,也很自然地与黏液质者的冷静性格对应上了。这种理论与我们对清晰有序的需求相契合。四种体液的学说是建立在事出必有因的假设上,在我的经验里,这种假设很少受到质疑。但有时候,就和量子物理学的世界一样,在人类情感和精神病学的场域,未必事事都能说得通。

某个周三下午,我在诊所里一边思索着这些,一边把下一个病人带到诊疗室。西蒙是位成功的律师,婚后育有三个小孩,有重度抑郁发作的倾向。抑郁似乎无缘无故地尾随着他,让他陷入无助和丧失感中。我想起几年前的一次谈话,彼时还是实习医生的我正和一位著名精神病学家共进午餐,聊到了我们最不想生什么病(其他医生有时也会这么聊)。让当时的我吃惊的是,他毫不含糊地脱口而出:"重度抑郁症。"他说,改变生活甚至毁掉生活的沉疴苦疾纵然很多,但如果你目睹了太多抑郁症患者完全发作的样子,就会明白它是各种病里最痛苦的一种。某一次在休息室和一位同行的对话让我记忆犹新。他告诉我,他有一个病人的抑郁症已经严重到发展出一种幻觉,觉得自己的内脏在腐烂,甚至认为自己已经死了。于是这个病人就真的去墓地躺下来,等着别人往他身上铲土。我难以想象一个人这么做是出于何种精神状态,要怎样的绝望和痛苦才能把人逼到这个份儿上,但我知道,我永远不希望自己或任何我在乎的人去承受这种痛苦。

抑郁症患者深陷在悲惨和绝望感之中,悔恨、无价值、自责、羞耻的感受令人难以忍受。他们认为过去的经历只是一连串失败,把当下视作毫无意义的煎熬,而未来不过是一场无望的徒劳。他们与别人的交流无一不是沉浸在这种情绪当中。(还是医学生时,我曾经在病房见过一位抑郁症女患者,她做了自我介绍,并问我能否和她说说话。她的眼睛盯着地板,想了一会儿,全然忘记了医学生有着情有可原的纵情狂欢的名声,她只是呆板地说了句:"当医学生肯定没多大意思。")得了抑郁症的人不吃不睡,无法工作,在社交方面逐渐退缩,对死亡的想法挥之不去——自杀的念头从来都不会走远,几乎如影随形,有时作为一种幻想和逃避的手段存在,有时则是轮廓清晰、深思熟虑后的计划。

西蒙在我的诊疗室里坐着,阴郁和痛苦似乎在整个房间弥漫开来。他浑身都散发着那种情绪。冬季时节,室内却热得像铁板烤肉。外面的天空阴沉下来,屋里的日光灯发出嗡嗡的电流声,还有时钟在嘀嗒走着。我降低了音量来配合他的声音,可实际上他说的很少,大部分时间都在低头看地板。他仿佛遭遇了人生的滑铁卢,不能集中精力工作,开始频繁出错。他寝食难安,体重一直在下降,衣服穿在他身上就像是晾在竹竿上。他说日常交流已经成了种折磨,工作时的打趣让他精疲力尽,当别人说个笑话,他能看到为什么好笑,却一点也笑不出来。即使有各种反证,他还是认为自己的过去是失败的。很小的分歧在他眼里就成了他是个坏人的铁证,而且他还反复回想上学时的陈年往事。他开始担心自己是个恶人,于是希望那些被他霸凌过的人能看到他在受苦,这样他们就知道他得到了应有的惩罚。我的心里泛起一阵悲哀与辛酸,一时间迷失在思绪里。我问他是否觉得未来情况会好转,他摇了摇头。他眼里的未来是惨淡而无常的,努力又有什么意义呢?

这让我想起了从医学院毕业后就没怎么琢磨过的一项研究。

它基于动物的实验来研究人类的抑郁症[2]。动物模型实验能帮我们从动物的数据中推断出人类疾病的发生机制。在这项实验里，有两组狗，我记得是比格犬，每组狗都坐在一块金属板上。蜂鸣器一响，金属板就电击一下。电击的程度不严重，但很难受，足够让实验狗试图离开金属板，它们可以跃过一个小小的栅栏，跳到另一边的金属板上。

第一组的比格犬之前已经建立了条件反射，它们知道只要尝试是可以逃脱电击的。第二组的比格犬则建立了相反的条件反射，认为它们对电击是无法控制的。于是，当蜂鸣器响起，第一组的狗迅速跳到了另一边来躲避电击，而第二组的狗却连逃跑的心也没有，其实如果它们真的试了就会发现，实验者已经关掉了另一边的电闸。第二组的狗儿们躺在带电的金属板上，无精打采、垂头丧气地呜咽着，确定自己做什么都不能让结果变好。那个画面印在我的脑海里，那些萎靡、沮丧的比格犬，被动地接受了命运。

我不确定，像这样的实验在今时今日能不能通过伦理审查，不过它的确有助于我们理解人类的习得性无助，以及习得性无助与抑郁症的关系。从理论上看这很有说服力。想象一下，你终其一生，听到的都是别人说你什么都得不到，不论多努力，你永远也不会达到目标，成功这件事只会发生在其他人身上。一段时间后，你多半连"麻烦"自己去试一下也不想了。当事情没有进展时，放弃是更容易的事情，而这样只会强化你觉得一事无成的想法。一旦你停止尝试，用不了多久，机遇会停止露面，生活也从此弃你而去。习得性无助就是用这种糟糕的自证预言把人引入漠然和抑郁的心境，于是又一个生命在虚无和绝望中走失。

那么，既然生活经历能致郁，我们向病人解释病因时，为什么还要提到大脑里的化学递质呢？因为看起来，神经递质至少是部分致病原因。像五羟色胺、去甲肾上腺素、多巴胺等神经递质的缺乏对抑郁症的发病有至关重要的影响。大脑中的百亿神经元、突触连接和各种神经递质造就了我们的性格，也酝酿出某些心理问题。抑郁症是遗传易感性的结果，有可能会影响大脑的神经结构分布和化学递质；我们的经历、行为和应对方式以及生活事件又会在此基础上叠加影响。

当我提出服用抗抑郁药物的建议时，许多病人对治疗前景颇为紧张，担心药物可能会影响大脑功能——虽然我注意到，人们对其他会改变大脑的物质总是没那么紧张，比如酒精和大麻。不过，我确实理解有些人对抑郁症药物的犹疑。我想，我要是得做髋关节置换手术，也同样会慌，可该做的还是得做。所以，我对抗抑郁药物的治疗也采取了相似的务实取向。没有谁真的想吃药，但说到底也没有人真的想生病啊。只要医生小心开药，抗抑郁药物是能够起效并让生命出现转机的，这点毋庸置疑。对西蒙来说就是如此。几周后我们再见面时，他出现了一丝改变的迹象。他说他的睡眠质量提高了一点，没有以前那么易怒和焦虑了。几个星期后，他的情绪逐渐好转。我记得有一天，他从候诊处走进诊疗室时让我吃了一惊，他居然讲了个笑话！他告诉我他已重返职场，一切都很顺利。他的夫妻生活正常了，他又能享受天伦之乐了，家人也为他的回归感到欣慰。

抑郁症可能是疗效最令人满意的疾病之一，但患者常常不愿意接受治疗，要扭转他们的意愿并不容易。因此，医生要治好患者的抑郁症，可能一半的力气都得花在说服他们上，要让他们相信治疗真的是必要的。对有些人而言，这本身也是抑郁的一种表现。我见过病人抑郁到认为自己毫无价值或者罪有应得，以至于告诉我，我应该把时间花在更值得的人身上。

然而，更常见的问题并不是这种病本身，而在于对抑郁症及其治疗缺乏了解、信息不准确、有误导，于是就产生偏见。这些信息在互联网和媒体上广泛传播，渗透到公众认知中，也加深了公众对抑郁症的普遍误解。已经有很多文章反映，吃抗抑郁药的人受到"药物羞耻"的攻击。最近有一种现象，社交媒体上出现了对精神科患者的批评声音，而且似乎是只针对因精神疾病服药的人。这样的情况我也亲眼所见。一个对外承认正在接受精神治疗的人，为何要遭受到如此大的恶意，这是怎么了？我困惑地摇着头。我不明白一个人选择如何治病与其他人何干？如果是身体上的疾病，你根本不会遇到那种程度的厌恶，就比如没人会尖刻地批评一个接受心脏搭桥手术的人。可精神疾病却是一个特例，它真正地触及我们存在的本质。或许，我们对待治疗的态度，正是内心恐惧的投射。

第五章
利他行为

不知道有多少人在考虑这个问题：我们在人世间走一遭，会不会留下遗产？如果会的话，要留下什么样的遗产呢？我们希望以怎样的方式留在世人心中？我想，如果有机会为世人做善事，大部分人都会欣然接受。在多数情况下，我们都只是善小而为，比如向慈善捐赠、给陌生人提供帮助，自然，这些善举都和医疗搭不上边。然而，对有些人而言，他们的利他行为使自己成了患者，进了医院，又转而来到精神科医生的面前。

在什么情况下，你愿意捐出一个肾？在完全有权拒绝的前提下，你会自愿成为医院系统里的一个病号吗？我估计，如果形势所迫，你可能会捐一个肾给一位近亲，比方说你的孩子、兄妹，或者父母。捐给一位要好的朋友，已经是了不得了。2003年，我初次被任命为精神科顾问医师时，正在伦敦一家大型教学医院工作，那里有一个活跃的器官移植项目，捐肾者几乎都是病患的父母，有时是病患的手足。而把自己的肾捐给医院，没有指定的器官接受者，医院把肾移植到一个永远也不会相见的陌生人体内，这可是美国人的做法,这种器官捐献方式在英国合法之前,在美国就已经合法化了。

几乎所有人都拥有两个肾脏。也有人天生只有一个肾,通常因为身体感觉倍儿棒,根本发现不了这个情况,其中一部分人是在决定捐肾时,才第一次知晓自己少了一个肾。肾脏的功能在于过滤血液中的废物,调节体内的液体水平。肾脏丧失功能,就会累积毒素,使人感觉越来越不舒服。肾脏衰竭时会出现无尿症状,体液排不出导致身体肿胀,呼吸困难。透析机可以代替肾脏的功能,不同的是,真正的肾脏一直都处于工作状态中,而接受透析治疗的患者只能每周去医院三次,每次时长四个小时。血液被抽出体外,在机器中过滤、净化后再输回体内。对许多患者来说,这个过程让人身心俱疲,生活从此在透析和康复之间循环往复。接受透析的人生可能有很多限制,不光因为一些显而易见的事情,比如做透析时间长,特别无聊,还包括给工作带来不便,以及诸如无法度假等各种实际问题。我见过的大多数患者针对度假问题的解决办法就是,待在原地,哪儿也不去。

肾移植是能让患者获得一定自由的解决办法,通常也是肾透析病人努力达成的目标。可这并非轻而易举。除手术外,病人每天还须服用抗排异药物,并承受药物带来的副作用。不过,如果一切顺利,肾移植后的人生比躺在透析机旁要自由得多,病人能重返近似正常的生活,这也是为什么大多数病人只要有机会,都选择接受移植。问题是,通常情况下,机会难觅。目前,英国约有 5000 人正在排队等候肾移植,[1] 可以说是一肾难求。而在美国,等候肾源的平均时间约为四年[2]。

大多数肾来自过世的人和要求死后捐献器官的人，并不是其中每一个都属于高质量的肾，这取决于捐献者的年龄和死亡时的状况。比方说，一个年轻人因摩托车事故英年早逝，他捐出的肾可能比死于长期疾病的年长者的肾质量更好。第二个要考虑的因素是时间间隔，一边是捐献者濒临死亡，一边要找到与之匹配的接受者，还要算上转移肾脏的时间（可能得飞越大半个国土）。估计你也知道，时间耽搁得越久，手术结果就越糟。最后，肾脏要和接受者配对，陌生人之间的匹配概率比家人间更低。我们的身体有清除陌生外来物的设定，这通常有利于对抗感染，但也让身体识别出自体和移植肾脏间的种种不同。一旦如此，人体就会启动攻击，也就是所谓的排异反应。所以，在身体分辨敌友的数百种标记中，捐献者和接受者的关系越密切，医疗结果就越好。

为了弥补肾源不足，（在捐献者还活着时进行的）活体捐献近年来稳步增多。现在，大约有三分之一的供肾来自活体捐献。然而，随之而来的是一个新的伦理问题。如果捐献者动了手术后身体未能恢复，有时甚至因为捐出一个肾而身体变差，这就与医学的初心完全背道而驰。那么，我们有什么正当理由取走某个人的肾呢？如果捐献者不从身体层面获益，那么就必须从心理层面获益：比方说，从无私义举中获得快乐。正因如此，精神科医生首先参与到肾脏捐献的整个领域。他们的职责是判断捐献者的心理是否足够强大，是否能够承受捐肾手术，尤其在早年手术成功率还得不到保障的时候。

肾移植在20世纪60年代就有了，但那时的移植手术不如今天常见，风险也更大。由于手术相对罕见，对捐献者和接受者的选择都颇为谨慎。肾移植实施的早些年，人们出现了一些顾虑，担心捐献者可能受到胁迫，捐肾会带来心理风险。想象一下这个场景：你坐在老板的办公室里，一边喝茶，一边参与同事和老板讨论的话题。讨论完毕，你停下来问是否还有别的事，这时他们给出了肯定的回答，于是你又回到座位上。你的老板似乎斟酌了一番措辞，随后表示，经过这些年，她已然把你视为朋友。基于如此情谊，她接着表示，这件事已经有一段时间了——她需要换肾。她告诉你透析治疗使她的生活困难重重，她承受着永无尽头的疲惫、不适、瘙痒还有乏味的人生，这一切都能通过肾移植大大改善。她期待你能挺身而出，成为她的捐肾者。可别有压力，她急着补充了一句，只是让你考虑一下。当然了，请别担心，如果不行，你就当我们没聊过这事。

好了，你现在是什么感觉？老板没有给你施加什么压力，也没有期待你一定要做什么，看上去不过是小心翼翼地提出了一个合理请求。可实际上，这个请求已经摆到台面上，把你推入了一个尴尬的处境。每次你和老板见面，彼此都会心照不宣。因为职位悬殊，你最终也许会迫于压力而同意做这件你发自内心不想做的事情；如果你拒绝了，那么每天都得面对老板的失望，你心知肚明，她怨恨你的决定。

同样道理，在不平等的家庭关系里，某个成员被胁迫的感受也并不鲜见。我在数个场合都见过这种情况。我接诊过一位二十几岁的女性，名叫阿兰娜，她提出要捐一个肾给父亲。她的兄弟姐妹都愿意捐肾，但检查结果发现阿兰娜与父亲是最匹配的。面谈开始后，我问及她与父亲的关系，这对考虑捐肾的人来说是一个常规提问。她的回答符合标准答案，却给人一种照本宣科的感觉。不论是开口还是落笔，她的答案都符合一个理想捐肾者的标准。确实，她爱父亲，担心父亲的健康，所以想把自己的肾给他。然而，她说的那些话虽然没毛病，可她说那些话的方式不太对劲，这引起了我的注意。我在她的回答里寻不到情感的温度，正确的词句里少了真情实感，我开始隐约觉察到，她心口不一——她不喜欢父亲。

她似乎还有许多事情没有说，我向她提及了这一点。病人有时在决定说出某件意义特殊的事情前会先询问，她也问了我，我们之间的面谈是否保密。她看上去有些忧虑，欲言又止。她害怕一旦吐露真实想法，就会通不过精神科评估而受责备，但只要后果不受影响，她似乎很想和盘托出。终于，她开始从童年说起。因为成绩并不优异，她被送到一所州立大学念书，而其他两个手足却能去私立学校接受教育，享受所有优待。这段过往本身就让她心烦，她很难理解一个父亲对自己的孩子怎么能不把一碗水端平。可让她最反感的是，父亲对学业更好的孩子不论巨细地处处偏袒。比方说，那两个孩子可以跟学校去参加模拟联合国活动，而她却不被允许和朋友去度假。晚餐时父亲似乎也总是让他们坐在靠他更近的地方，问他们的意见，被他们的玩笑逗乐，赞赏他们的事业。从阿兰娜的话里很难分辨哪些是真实的，哪些是她为自己编织的故事，反正现在她满眼都是不快，因为她永远都在搜集父亲偏心的证据。不管怎样，长年的挫败、失望和怨恨已经在她心里筑成一堵危墙。在我看来，捐肾委实不是她真心所愿，尽管她没有直接说出来，而是准备让自己完成这个艰巨的任务。

我虽然感觉不自在，但还是等到了合适的时机。在讨论手术利弊时，我把谈话引向了这个问题：如果可以改主意，你会不会收回捐肾的决定？空气凝固了。我再问了一遍，换了一种措辞："如果医院找到一个理由让你失去捐肾的资格，你会是什么感觉？"空气再度凝固。"是失望……抑或是感到解脱？"

这时，在我眼前上演了生活中鲜见的戏剧性一幕。她的肩膀很夸张地瘫软下来，绷紧的神经也在一瞬间松垮，如同一只被剪断提线的木偶一样，她的脑袋在胸前摇来晃去。她颤抖着呼出一口气，眼里噙满了泪花。终于有人发现，自己这么做仅仅是为了取悦家人，即便试图掩饰心中的喜悦，她的如释重负也是一目了然的。她只是希望有人看见她、阻止她，如此责任便不会归咎于她。现在，我会想她的父亲怎么样了，他祈求通过换肾来改变人生，不再被透析机捆绑。可我得对我面前的病人尽责，而她父亲并不是我的病人，不过……那时我不能确定，到现在也依然无法确信，这个决定在多大程度上能带来好结果。

在这样的咨询谈话里，病人的情绪、细枝末节的变化是最关键的，要关注的不只是他们说什么，而是他们怎么说。这正是心理治疗师常说的"用第三只耳倾听"，这时你不会只注意对方说了什么，还会听出没有说的部分，因为字里行间暗藏着另一套完全不同的表述。如果当时我不注意，或者听信了病人表面的说辞，我就会赞同她貌似合情合理的捐献意愿。之后阿兰娜就会失去一个肾，从此活在怨憎里。当捐肾的想法被提出时，诸如此类的心理压力便会随之出现。我能理解某个期刊评论员或许不无夸张的说法，他把对捐肾的请求称为"对自我牺牲的召唤"[3]。

如果捐献者和接受者彼此认识，情况往往会很棘手。有些情况下，捐献者之所以挺身而出，是因为他们暗自企盼能由此改变与接受者的关系，凭借这份恩情，两人能永远联结在一起。相反，接受者或许只是需要一个肾脏来帮助他们摆脱透析，开始全新的生活，捐献者对他们而言不过是达成目标的手段。以我的经验来看，捐献者和接受者的关系但凡有一丁点含混之处，就是一场灾难。捐肾，必须和无条件赠予礼物一样没有任何附加条件，不能让捐献者在事后说"这么晚了，你打算带着我的肾去哪儿转悠？"

不过，在我的从医经历里，大部分的捐献者都不后悔自己的决定。事实上，大多数人说，如果再来一次，他们依旧会做同样的选择。当被问为什么时，他们回答说因为捐献的举动提升了他们的自尊感，赋予了人生新的意义。这些人在捐献后身体不会变糟，反而会愈发健康。提升自尊感带来的好处会投射到他们生活的各个维度，比如亲友关系和职场工作。

随着肾移植的普及，人们的态度也逐渐变得平和，不再告诉捐献者，捐肾给亲戚是在给自己挖坑，因为这里面有亲情的胁迫。相反，焦点投到了问题的另一头：拒绝一个人捐肾的愿望，让他眼睁睁看着所爱之人深受透析之苦，同样会引发心理上的反应。有时候，我不得不去想这个问题：捐，还是不捐？哪一个选择会给捐献者的心理健康带去更大风险？回顾我整个职业生涯，社会价值观无疑发生了转变，同时也影响着上述问题的决策过程。如今，这个决定权已稳稳地落在了捐献者的意愿上，他们的想法才是全部考量中最重要的一环。"一切问医生"的年代已被弃如敝屣；同时，人们能想到的最糟糕的临床实践，一言以蔽之，大概就是医疗中的家长式作风。

我定期参与评估曾有精神科就诊史的捐献者。捐肾带给他们的压力，尤其在事情进展不顺利的情况下，是否会再次引发他们的精神问题，把一切搞得更糟？这得打一个问号。摆在我面前的问题是，病人对风险的理解和态度如何。这不一定是精神病学的领域，但也并非毫无关联。丹尼尔·卡尼曼的著作《思考，快与慢》写得很精妙，阐述了人们如何看待风险，情感和直觉如何取代理性影响个体的行为，这对不同教育程度的人都适用[4]。卡尼曼向我们展示，人们对风险的直观感受往往和实际情况有所出入。举个例子，一个人对风险的感知可能会发生变化，这取决于他对这件事情值得与否的看法。如果此人觉得肾移植毫无意义，对接受者的生活质量没有多少改善，他就更有可能觉得手术风险巨大。反之，如果肾移植对他而言是一个帮助所爱之人的绝佳机会，那么在他眼里，手术风险就低了很多。

关于情感如何征服推理，我最喜欢的一项研究是德内斯拉伊和爱泼斯坦1994年发表在期刊上的那篇论文[5]。研究人员告诉受试者，只要他们从一个有盖的罐子里取出一颗红色软糖，就能赢得1美元。罐子甲里有9颗白色软糖和1颗红色软糖，也就是说，取出红色软糖的概率是十分之一。罐子乙里有100颗软糖，其中白色的有91颗，红色的9颗，所以取出一颗红色软糖的概率是9%。好了，你会选择从哪里取糖？罐子甲还是罐子乙？

从逻辑上讲，你应该选罐子甲，因为这样你有十分之一的机会，选罐子乙你只有9%的机会（胜算更小）。可是，大多数的受试者（61%）都选了罐子乙。那么问题来了，为什么人们明知道是个错还要这么选择呢？答案是，感情用事。受试者知道从数学概率上这是个错误的决定，可在情感上他们还是觉得罐子乙更诱人，因为里面有更多红色软糖，感觉上似乎有更大的胜算。这是一个完全违背逻辑的选择，但其实我们整天都在做这样的决定。人们在医疗领域做类似决策时，也会套用同样的思维模式。然而，假如医生觉得在捐肾这件事情上，病人没有清晰地看到风险，医生应该在多大程度上介入，同时要在多大程度上尊重病人的自主权呢？

我见过一位叫罗伯特的三十多岁的男性，他的妹夫问他是否可以考虑捐出一个肾给妹妹。妹妹已经透析了几年，不过罗伯特不确定是什么导致她肾衰竭。有可能是妹妹小时候生过一次病，造成了肾的损伤。他记得她当时住院了，脸肿得鼓鼓的，但除自己一个礼拜都得待在爷爷奶奶家外，其他细节他都不记得了。

他们在湖区一栋不大的半独立屋里长大。父亲在国家公园工作，维护人行道和栈桥；母亲在附近的一个酒店做前台接待员。在他的印象里，童年过得很愉快，不过他和妹妹并不亲密。他们只差两岁，家里孩子就他们俩，可两人并没有像其他家庭的兄妹那样无话不谈。他们从小都不在一块儿玩，青少年时期的朋友圈子也没什么交集。

罗伯特告诉我，他一有机会就离开了学校，去医疗行业工作了几个年头，之后搬到伦敦生活，在那里第一次出现了躁狂发作，不过他已经记不太清了。（在这次面谈后，我从收治他的医院查到了病历，以及双相情感障碍的诊断。真实情况比他记忆中的还要糟糕。当时，他决意周游世界，总想着买船，可他根本没有出海经验。躁狂让他慷慨激昂，自信爆棚，听不进任何反对声音，后来他好像还真就买了船。在随后的几天里，欣快感迅速被易怒取代，旁人跟不上他奔逸的思维和不断加快的语速，于是他感到非常沮丧，乃至恼怒的程度。但随着治疗的进行，躁狂症状逐渐消退，易怒转为十分低落的抑郁情绪，这时他开始反思之前决定的严重性。）罗伯特因为买了那艘溢价的二手船，不仅损失了一大笔钱，还造成人际关系不协调，他不知道自己将来还会做些什么出格的事。

这种恐惧是有道理的。之后的几年，他的躁狂症复发了三次，其中一次导致他住院治疗了五个礼拜。在躁狂之外的时间里，他的人生却日渐丰盈。他在当地议会找到了一份园丁的工作，在二十五六岁结了婚，成为两个孩子的父亲。不幸的是，在一次躁狂发作中，他想出了一个无人肯接手的景观美化项目，再度因一个荒唐计划花去了大半存款，妻子最终在愤怒和绝望中离他而去。他向我说起了那段经历，那时他以为自己终将一无所有。他发现，每一次躁狂引发的后果都会让他内心无比痛苦，而且这种痛苦远远超过躁狂症本身。其实在发病时他还挺享受的，他喜欢躁狂之下的兴高采烈、不知疲倦，那时他相信什么事都能干成，全世界都将屈服于他的意志。高涨的情绪随后一落千丈，心情低潮期对他而言是种特殊的折磨，折磨他的并非不甚明确的抑郁症状，而是对自我的清算：他曾经说出的话、做过的事、花掉的钱，还有因躁狂目空一切时发生的各种不检点的性关系，都是他欠下的债，等着他去偿还。所有的懊悔、羞愧、内疚、自责，还有眼泪和怒火，这些才是令他最为痛苦的折磨。

我看着坐在书桌对面的罗伯特，说："手术带来的压力有可能会诱发双相障碍的复发，尤其在事情进展不顺利的情况下。你应该明白这一点吧？"

我的经验是，人们通常会说，他们了解移植手术的风险、术后疼痛、出血、感染，甚至手术死亡的风险（约每三千例有一例死亡）。可是，几乎所有我见过的病人都认为这些风险是别人的，自己不会有事。

"此外，捐出的肾脏也许无法正常运转。还可能哪里都没出错，但最终结果是一场徒劳。"

罗伯特点头沉默了。他坐在我正对面，身着一条户外工装裤和一件已穿出本钱的抓绒衣，脚蹬着的两只结实的靴子正在书桌下不安地碰来撞去。

"你确定要这么做吗？"我问，"毕竟，你和你的妹妹并没有那么亲近。"

他想了想后，回答说："我的家人很少，从小到大，没有什么叔叔阿姨对我嘘寒问暖。妹妹是我唯一的真正的亲人，而且不管怎么说，我答应过她。"

"可是，万一动手术、住院或者手术并发症真的导致双相障碍的复发呢？"

"这个嘛，任何时候都可能复发，不是吗？"

的确如此，双相障碍随时都可能发作，而且我们也很难准确量化手术带来的额外风险。不过，我很肯定的是，复发风险很可能会上升，尤其是万一哪里出差错，延长了原本短暂的住院时间，还伴随着疼痛、感染和不眠之夜……但这具体会增加多少复发风险，又很难说。

人们如何看待风险也取决于提问的方式，这便是丹尼尔·卡尼曼所说的"框架效应"。如他所示，你向受试者提同样的问题，但在措辞上有所不同，你得到的答案也会迥异。这再次表明，一个人如何看待风险，可能会受到本不相干的因素的影响。在一项研究中，我在盖伊医院的同事询问潜在的捐肾者们，如果要捐肾，他们愿意接受怎样的风险[6]。研究显示，在其他情境下已知的结果也同样适用于捐肾情境：当风险被表述为"生存的机会"而非"死亡的风险"时，捐献者更有可能接受更高的风险，特别是为一位身体不适的近亲冒风险。也就是说，90%的存活概率被认为比10%的死亡概率要有利得多，尽管这两者说的其实是同一个意思。

然而，这还不是那篇论文最让人意外的部分。真正令我惊愕的是研究的新发现，那就是：多大程度的手术风险，在潜在捐肾者眼里算是风险过高？现行可接受的捐肾手术死亡概率约为三千分之一，可研究中，潜在捐肾者普遍能接受的死亡风险竟然为二分之一！也就是说，如果捐肾手术只有一半生存概率，也有29%的捐肾者表示愿意接受。这就回到了我们先前关于医疗家长式作风的讨论。我认为，没有哪个医生会让一个健康的人在死亡概率高达50%的情况下去拯救亲人。同时我猜，捐献者也会认为，如果手术风险过高，医生会拒绝动手术，会帮助他们把控风险。这就好比坐飞机一样，就算我特别迫切地想要抵达目的地，我也不会希望机长来咨询我天气怎么样、该不该起飞。但换一个角度看，捐献者又是有决策能力的成年人，那这个风险该由谁来承担呢？

在一次全国肾病学术会议的讲座中，我讲述了罗伯特的情况。

听众里有肾脏科医生、护士、移植外科医生和心理学家，在是否允许罗伯特捐肾的问题上，大家的意见几乎各占半边。这是一个两难境地，风险无法量化，但手术可能诱发双相障碍复发，因为我们已知曾经的复发给病人造成了情感和心理上的重大伤害。此外，还有各种自利的偏见，在不确定性中冒险的人往往只看到他们希望看到的，借此支持自己的决定，而非质疑它。如果让你来决定，你会怎么做？你会建议他捐，还是不捐？

与罗伯特面诊时，我的内心挣扎了许久。我的职责是保护罗伯特不伤害到自己，还是接受他的选择？他看上去已知晓各种风险，可他觉得风险不会真的发生在自己身上，这样就足够支持他走向手术台吗？最终，我认同了第二种意见，在我们面谈三个月后，罗伯特接受了捐肾手术。手术后的三天里，情况有些让人忐忑，他貌似精力过剩，交流过于亲密，不过在睡了几晚好觉后又恢复常态了，六个月后也并没有出现我曾担心的躁狂发作。事实上，他说他对自己的感觉好多了，无论过去经历了什么，捐肾是他生命中值得骄傲的一件好事。

几个月后，我坐在办公室，望着窗外充满未来主义风格的碎片大厦，罗伯特又浮现在我的脑海。我正在思考一个新案例——早晨会面过的利他捐献者卢克。所谓利他捐献是指捐献者把肾捐给任何需要它的人——一个捐献者从未见过、很可能永远也见不到的陌生人。

在先前和利他捐献者的接触中，我不确定他们的动机是什么，甚至几近怀疑的程度。至少，我觉得他们得跟精神科医生聊一聊。既然无法从捐献中获得任何有益身体的好处，又和接受者毫无渊源，他们究竟为什么要这么做呢？获益在哪儿？什么样的原因能让一个人为另一个也许永远无法道谢的陌生人捐肾？你怎么知道外科大夫会不会在手术室一不小心把你的肾掉到地上？对于利他捐献者的评估，英国的相关指导非常有限。所幸我找到一些美国的研究作为参考，并着手建立起自己的捐献者数据库，以便为评估打好基础。伦敦和英国东南部各医院中心已在向我转介潜在的利他捐肾者，一个非常有趣的工作领域即将成形。

以我对利他捐献者的了解，他们的动机各式各样，难以归类。我只能说，他们唯一的共通之处是都希望完成一桩了不起的义举，而正是如此极致的行善方式，凸显了他们的与众不同。有些利他捐献者的理由挺好理解的，比方说，他们认识的人受助于国民医保系统，接受过他人捐献的肾，或者是因为他们对透析病人的处境有特殊的触动或同情。另一些人捐肾则出于想要改变世界的哲学立场。我曾听有人说，社会财富、权力、地位的分配如此不均、不公道，他们希望尽最大努力去改善现状，捐肾是迈向理想的第一步。他们常常是公益志愿者或在这一行工作，也有人在金融业、地方政府、医疗界工作，他们遍布于各行各业。我评估过的捐献者最小十八岁，最大已年逾古稀。有些人非常有感召力，甚至令我都一度考虑要不要捐肾。和他们不同的是，还有些捐献者无拘于崇高的哲学原理。最近我面诊了一位三十出头的年轻人，他告诉我他从电视上了解了器官捐献后，就决定要这么做。他解释道："我一直都知道，人不需要两个肾……我没有不捐的理由。"我告诉他，跟他情况一样的人非常多，都会找到强有力的充分理由不去捐献。可他只是耸了耸肩，说："能帮人处且帮人。"我不断把话题引向他的动机，努力想找出更深层的原因，最后发现这件事在他眼里真就这么简单。他没把捐肾当成什么大不了的事。

另一些人的捐肾原因却有些暧昧，徘徊在利他的边缘。有些潜在捐献者非常孤独，他们希望内科大夫和开刀医生成为自己的同事和朋友，而不仅仅是冷静专业的医护人员。他们要的是填补生活中本该由亲人朋友填补的情感空白。这样的案例我碰到过几次，经验告诉我，抱着这个动机，最后不一定能皆大欢喜。缺少陪伴的解决方法，不是试图把关心你的专业人员变成朋友。

还有一些想捐肾的人，他们的目的与其说是利他，不如说更像自残，只不过是由医院施加的"自残"。就像故意逼警察击毙他们来完成自杀一样，他们捐肾就是医院版的"借刀自戕"。我记得曾经面诊过一个病人，他的捐肾动机很难分辨，却也没发现什么可疑之处。我当时猜想，他可能就是想得不多的一个人，更喜欢直接行动而非思考行动的意义。我犹豫着该不该同意他捐献，最后的结论是，我真的找不出可以说不的理由。就在这时肾移植科的护士来电话了，告诉我还有其他医院转来的病历，搞不懂之前为什么没有送过来。我翻阅着这些医疗记录，情况不容乐观，看到病人最近一次入院是因为吞了纽扣电池（这是件非常危险的事情），我的心悬了起来。上面还记录着他因为药物过量进过几次急诊室。和他谈话时，我完全没有发现这些情况，更确切地说，他有意向我隐瞒，而我调取的全科医生记录也不知何故只字未提那些病史。这一切让我揪心，我要求和他再面谈一次，几周后他来了。我告诉他我看了他在别处的就医记录，并且让他解释，先前我直接询问过精神科病史、自残经历，他为什么没有如实回答。

他说，他以为和自己的情况无关。我不知道他是否也要求全科医生向我隐瞒病史，因为我实在想不出，全科医生还有什么理由不让我知情。我想过要是他真的动了手术会发生什么事，不过因为我拒绝支持他的捐肾请求，这个问题也就无从验证。

　　针对潜在捐肾者的心理稳定性，我通常都能坚持自己的判断。可有些时候，我也会感到困惑——怎样才算是合情合理的动机？这个问题直指利他主义的实质，也让人不禁发问，是不是真的有纯粹利他这回事？

　　一个春日的下午，我在门诊见到了卢克。我的诊室在一楼，从里面可以看到医院的中庭和走道。自然光照不进来，除非走到房间外面，几层楼高的顶部装了天窗。六月中有两个礼拜，在太阳刚好爬到合适的位置时，刺眼的光线会透过天窗斜射进我的诊所，每天持续一小时。这明艳的日晖把一年里其余的日子映衬得阴郁无比，反倒让我更难受了。

　　窗外，卢克大约三十四五岁的样子，正推着一辆貌似还沾着残雪的自行车。他像个滑板少年般边推边跳上车，朝我诊室走廊的方向骑去。在他经过窗前时，我还不知道他是来见我的，我只是径自在想，我和他真像是硬币的两面。我瞧了瞧自己——灰色西装、白色衬衫、藏青色领带、黑色雕花布洛克鞋，外加一头精心修剪的极短发，虽未完全剃光，却也是时髦的光头型男打扮。论性格，我把自己归入总体善良的那一类，不过可能太把自己当回事儿了，幽默感是有的，只不过在身份和责任的层层挤压后，幽默得不那么明显。

　　相比之下，卢克浑身散发着亲和力。他穿着牛仔裤，脚踩凉鞋，身着一件无领麻纤衬衣。他把袖子捋到肘部，露出了光滑的手臂和式样不一的手绳。他的齐肩棕发浓密不羁，蓝灰色的眸子透着一股真诚。他进来时，我又看了一眼转介信，上面写着他愿意无偿捐献肾脏。我们闲谈了几句后（他骑了三英里来面谈，自行车是他最喜欢的交通工具），开始谈起他来找我的原因。他想捐肾的理由是"我希望死的时候知道自己曾经做过一件好事"。

卢克告诉我，他成长于英国一个富庶的地方，在一所昂贵的私立学校上学，离家大约四十分钟车程。白手起家的父亲经营一家大型房产公司，每天通勤去伦敦市中心工作。这家公司是父亲在婚前一手创立的，所以父亲总是孜孜不倦地教诲家人他从无到有地创下家业，靠的就是敬业和勤勉。

卢克说，上学时他很容易受周围人影响，无视权威，因而经常惹麻烦。他起初是对老师回嘴，扰乱课堂，很快又为了跟一帮朋友混在一起而开始逃学旷课。撇开这些行为问题，他依然是个聪明少年，可学校早就受够了他，最后还是把他开除了。十六岁时，他可以参加英国普通中等教育证书的考试（到了这个年龄几乎人人参加的国家级考试），可因为学习落下太多，大多数科目都没及格。

父亲怒不可遏，他说付出那么高昂的学费，却得到如此回报。他决定让卢克去工作，尝一尝现实世界的滋味，好好体会一下什么叫含辛茹苦，什么叫挣钱糊口。卢克被安排去房产公司干一份低收入、低门槛的活儿，好让他从基层开始了解这个行业。可卢克却觉得，这是父亲对自己的惩罚和侮辱。朋友们嘲笑他，他恼羞成怒，认为自己不应该受到这种待遇，于是开始向朋友卖大麻来挣外快。

随着时间的推移,他的毒品交易越来越多,而他对房地产的兴趣日益减弱。他贩毒的生意越做越大,竟然发掘出经营这一行的天分。他告诉我,这是他生平第一件擅长的事。后来父亲知道了这事,至少是猜出了几成,直接把他赶出了家门。

他继续靠贩毒为生,几年后谈了恋爱,生了孩子,和伴侣、女儿生活在一起,直到东窗事发。某日清晨,他在公寓家中被捕,被法庭判处监禁六年。伴侣在这期间离他而去。(说到这里他哽咽了,下巴颤抖着忍住哭泣,好一会儿后才能开口。)自此,他有好几年没见过女儿,甚至不知道她在哪里。伴侣说他是个坏榜样,不想和他再有任何瓜葛,在他出狱前嫁给了别人。

"从那以后,我整个人就崩溃了。"他一边说一边从桌上的纸盒抽出纸巾,擦拭着通红的眼睛。此时他年近三十,除了一份犯罪案底,没有学历,家人都跟他脱离了关系。他想过自杀,有一回还吞了一大把药片,可他其实没有认真计划过这件事。他说,仔细一想,那其实是出于绝望和自怜,并不是真的想死。

卢克的生活依然没有起色。他在酒吧、工地打好几份临时工,打过碟,送过货,却没能开辟一番事业,也没有稳定的社交生活。他谈过几次短暂的恋爱,每一次都只有几个月,日子过得东飘西荡。他说自己"这辈子都没干过一件好事",所以在听说器官捐献的事情后,他意识到这或许可以成为他的"一件好事"。无论人生怎样沦落,如果可以捐肾,在大限来临那一刻,他至少知道,自己曾在这个世界有过一件无可争议的善良之举。

精神病学教给我很多东西,不是关于精神疾病,而是关于如何评价人们的生活、动机,也让我思考利他性是否真的存在。"世上没有免费的午餐","每个无私的善举都有一些自私的成分",这样的老话我也听过。也许是这样,可我们无从知晓,也不能改变什么事实。也许或多或少,所有像卢克一样的捐献者都希望能由此满足内心深处的需求。我不知道,在卢克的案例里,允许一个人捐献器官来将功补过是不是合理,是不是真的可以救赎自己,最后是否真的能让他心安,弥补他曾挥霍的光阴年华?我不确定。那些我们以为可以让人生完整的东西,往往只能带来转瞬即逝的满足。世人皆说钱能散尽烦恼,通往幸福,彩票中奖者的相关研究却告诉我们,那是个谬论[7]。然而,与金钱承诺我们的幸福感相比,无私善举赋予人更深层次的幸福感,两者非常不同。不管怎么说,我是谁,我凭什么决定什么才能赋予一个人人生意义,什么才能带来幸福?终究,对于卢克的捐肾意愿,我没有提出任何异议。我希望,他能找到他渴望的心灵的平静。

第六章
慢性疲劳

我第一次见到卡萝尔时,她在候诊室一个紫色小沙发上睡着了。不久前,在听取本地肌痛性脑脊髓炎支持团体的建议后,我们放置了这个沙发。肌痛性脑脊髓炎是一种饱受争议的疾病,俗称慢性疲劳综合征。这是我在过去二十年里专攻的领域。该支持团体认为,沙发是个对病人有用的设施,对卡萝尔而言正是这样。她不只是打个盹,而是躺在沙发上,脑袋向后耷拉,嘴巴张着,仿佛被麻醉了一样。我走进候诊室叫她的名字,她纹丝不动。我俯身凑近她耳朵又叫了一遍,她才迷迷糊糊地睁开眼,神情半是惊愕半是困惑。她慢慢地调整身体的姿势,直到双脚着地,等了一会儿,似乎得下定决心才能站直。随后,她起身跟着我走过长廊,经过窗台上萎蔫的仙人掌,穿过两扇防火门,终于到达了我的诊室。

全科医生的转介信里装着她近年来多次就医的记录,开头都写着 TATT 几个字母。医学缩写是陈年遗迹了,如今在病历上用缩写的医生越来越少,因为有些缩写的意思对病人很不友好。不过 TATT 温和些，代表"一直都很累"。卡萝尔三十八岁，她告诉我，她一半的人生都是在症状中度过的。十九岁上大学时她得了一场腺热，随后第一次出现症状。起初，她卧床休养几个星期，相信自己很快能康复。可她发现功课已经落下，没等完全好转就赶着补课。她回忆说，当时那种压力让病情雪上加霜，身体状况急转直下，到第二学期末时她每天得卧床十二小时，可早上醒来还是觉得没睡够。她出现了肌肉痛、头痛、咽痛，整天都精疲力尽，甚至像追个公交车这样小跑一下都能让她在床上躺好几天。所有生理症状都让她丧失劳动力，但她最大的问题还是注意力不集中、短时记忆力降低的认知症状。这导致学习变得愈加困难，她成绩下滑，曾经憧憬的职业规划从没实现过。

卡萝尔告诉我，她单身，仍然和父母住一起。她能勉强胜任的只有兼职，因为工作经历不靠谱，她很难升职，甚至连保住工作都难。父母得为她做饭，她却干不了一点儿家务活。她来见我时，心中充满了绝望。卡萝尔说，她费尽口舌也很难让别人包括全科医生相信，她真的病了。她明白，家人朋友对这种病存疑，甚至连医学界也如此——这种怀疑常常因为不明说而更糟糕。她觉得，周围人当她是懒惰、有缺陷，甚至瞧不起她。她还说了疲劳综合征病人常讲的话——有时候真希望自己得的是重疾，这样至少大家都相信她的病痛是真的。

因为感觉医学界不承认她的病，卡萝尔只好自己研究，还咨询了不少非医疗从业者。其中一堆人提出各种过于简化、异想天开的所谓理论，接着就把"治疗方案"卖给她。她把装着药片和补品的袋子往桌上一倒，我数了数，一共十四样东西，有浆果、酶、补充剂、矿物质、维生素、益生菌、氧化剂和抗氧化剂。我都不忍心告诉她后两种片剂还是起相反作用的。这些东西统统价格不菲，以致她每月都要向父母借钱买。她告诉我，自己没办法不这么干，因为求医问诊没给她带去任何帮助。

以我的经验看，这是个很典型的问题。医学处理不了和诊断标准有出入的症状，这个问题一直悬而未解，病人转求他法，也情有可原。医生是依据诊断来治病的，所以他们关注的永远是症状和疾病是不是吻合，检查结果能不能明确诊断。几乎所有治疗针对的都是诊断结果，而不是症状。举个例子：我们可以治疗心绞痛，而不是"胸痛"；可以治疗类风湿性关节炎，而不是"关节痛"。对一个表现出持续性疲劳的人而言，如果医生诊断不出这种疲劳跟哪个病相符，如果疲劳是唯一的症状，那么合适的治疗方案就出不来。医生不喜欢仅凭症状就开处方，他们不是担心漏诊，就是担心不符合循证医学的原则。卡萝尔认为，医生们视她的症状为臆想，妨碍他们正经看病，觉得她是任性，是存心不肯好起来。的确，时至今日，对慢性疲劳综合征的消极看法依然大行其道。像卡萝尔这样无法明确的长期病症，让有些医生很受挫，这种情况实在太普遍了。

我对慢性疲劳综合征的兴趣始于在内科当实习医生时，那时总读到这个病名，我好奇那到底是什么，真的是一种疾病吗？当时的我和普罗大众一样对诊断存疑，也许还抱有同样的偏见。我们到底该叫它什么？有人用"肌痛性脑脊髓炎"这个术语，意思是大脑和脊髓有炎症，但没有得到医学界的认可。医生称其为"慢性疲劳综合征"，很多患者却觉得，他们的痛苦不只是疲劳。

"病毒感染后疲劳综合征"这个术语有时也会用，还有许多其他叫法。命名不确定或许正反映出我们在诊断上的模糊、偏见和教条。有些国家的医生仍然管它叫"神经衰弱"，这个术语出自19世纪美国神经学家乔治·比尔德。彼时车马、电报络绎不绝，比尔德把病症归因于不断加速的现代生活。

1996年，我作为精神科实习医师进入莫兹利医院，这是一家全国闻名的老牌医院，因亨利·莫兹利得名。他是19世纪的一位精神病学家，也是该医院的创始人。该院与几英里开外的贝特莱姆皇家医院联合并称贝特莱姆与莫兹利医院。贝特莱姆医院的历史更悠久，可以追溯到13世纪（贝特莱姆源自"群魔乱舞"一词）。能被他们的精神科培训项目录取我感到很自豪，至今还记得当时欢天喜地离开内科的心情。那是一个春风和煦的晚上，刚结束第一天培训走回停车场时，我瞥了一眼国王学院医院门前的路——通向"医疗"区，心里好一阵窃喜。再也不用待在内科了！再也不用值几天都不着家的要命的班了！没完没了的接诊，不停哔哔的传呼，堆积成山的出院单，令人窒息的病人流动量，还有永无休止的上级指示……再见了！那些全都留在了过去，至少当时我以为是这样。爱使人盲目，我爱上的是我的新事业，反正"恋爱"第一天还挺符合我对"新欢"的种种期待。

1996年那个酷热的悠长夏天，我沉浸在全新的、更有趣的精神科工作里头。闪电种子乐队为1996年欧洲杯足球联赛创作了非官方歌曲《足球回家》，我踏着这首歌的节奏，蹦跶着去上班。此时英格兰队稳稳挺进半决赛，恰好呼应了我的乐观情绪。我在温布利球场观看了四分之一决赛，见证了英格兰队不可思议地淘汰了西班牙队；几天后我回到半决赛现场，却目睹了英格兰队被德国队击败的宿命。（我想起英格兰足球名将加里·莱因克尔的一段话："足球比赛很简单。二十二个人追着一个球跑九十分钟，最后，德国人赢了。"）比赛结束后，在偌大球场的另一头，狂欢的德国球迷竟然挑衅地唱起了《足球回家》，即便如此，我都没觉得气馁。这是我第一次在精神科工作，封闭的重症病房是个新世界，我见到了精神重疾的样子，包括妄想型精神分裂症和双相情感障碍。我在这里如鱼得水，跟病人聊他们的幻听和妄想，真正醉心于人类浩渺的经验世界。

同时，我对慢性疲劳的好奇心丝毫未减。很快，我就联系上了医院专设的慢性疲劳治疗与研究小组，多年后那里见证了我职业生涯的重要历程。也是在那儿，我遇到了对我事业影响最大的人——了不起的西蒙·韦塞利博士（日后他成为教授，又被加封爵士）。他给我的第一印象是长得像美国歌手阿特·加芬克尔与网球运动员约翰·麦肯罗的合体。他的衬衫只束前面不束后面，下身穿的是藏蓝色斜纹棉布裤，不戴领带也不穿夹克，看着就是普通人想象中的教授模样，但你很快会发现他是个天才。首先，他能直指问题关键，思维之敏捷在我所见的任何人之上。其次，他的写作与讲话风格完全一致，谈话交流轻松随和，分析问题却相当犀利。不管是写给全科医生的诊疗意见，还是学术论文、会议发言都如此，甚至连政策文件也有惊喜。我见过的政策文件大多冗长乏味，啰唆晦涩还毫无新意，所以我敢说，能把它写得有趣又中肯实在太难得了，是真正的独门绝技。

韦塞利教授开设的慢性疲劳门诊在当时也是独此一家，所以初诊排队时间通常是两年。这也让人们对这种疾病有了一些全新的发现。20 世纪 80 年代中期到 90 年代初，慢性疲劳经常被蔑称为"雅痞流感"。"雅痞"一词在当时有贬义，是指年轻的职场新贵，他们以银行从业者、股票经纪人等中产身份攀登社会阶梯，享受着高薪暴利，自我标榜却名不副实。确实，这些人是疲劳门诊最常见的患者，也许（这其实是一种轻蔑的猜测）是因为他们精神上不够坚韧，忍受不了高薪工作的压力。韦塞利教授的研究却表明，事实上，之所以中产阶层患者就诊比例更高，只是因为他们具备物质条件、坚持的毅力或转诊的能力，这在当时是很少见的。但他们并非病情最严重的人群；与通常的情况无异，病得更重的还是处于工人阶层、社会地位低的贫困患者。这一发现无疑推动了更多慢性疲劳门诊的设立，从而服务更广泛的人群。

韦塞利教授是慢性疲劳研究的开拓者之一。他研究领域广泛，涉及内分泌因子（探究人体激素系统）、免疫因子（探究免疫系统或抗体是否影响疲劳）、自主神经功能（神经怎么控制和调节身体功能），以及该病的行为和心理研究。找他看病的患者都很喜欢他诙谐、随和的风格。有位患者每次就诊都会烤一个蛋糕给他，周二上午你要是去得够早，通常都能分到一块蛋糕当茶点。

这么一位好医生，却遭到某些肌痛性脑脊髓炎激进团体的偏激反对。他们对韦塞利和该领域的其他科研人员大肆讨伐，实在令人无法理解。时间在推移，气氛却越来越敌对。很多科研人员都被迫离开了该领域，因为他们受不了了。那些团体没完没了地喝倒彩，恶意曲解研究者的为人或工作，假借信息自由之名来瓦解打击研究项目，不喜欢谁就诽谤，还把国会议员当成"白痴工具人"，让议员在不明不白的情况下给高层写信来支持他们的"事业"。

我当过一次委员会专家后，也亲身经历了这样的纷争。1999年，英国政府成立了国家卫生与临床优化研究所，旨在改善和规范全国临床医疗实践。从外科到医学的各个分支，共需制定出几十个不同类型的指导方针，与治疗的有效性、成本分析有关。鉴于治疗慢性疲劳病人有一定经验，我受邀作为专家编写2007年的慢性疲劳指导方针。我花了十八个月参与专家小组，阅读冗长文件、科研论文，起草指导方针，参加双月例会。同时，我在盖伊医院还得带领团队，其中有三个实习医生、一个心理学家、一个助理心理学家；还有莫兹利医院的医疗服务也不能落下。指导方案写起来很痛苦，过程还很慢，可能花一下午只讨论了一个逗号，修改了一个无关紧要的句子。我们的讨论热情常常很高涨，不知不觉就变成电影《万世魔星》里唇枪舌剑的喜剧场面了。

最终，所有热烈的讨论都被磨平，变成用没有感情的委员会语言发表。尽管如此，我们还是成功制定出了指导方针，在我看来很有用，大多数观察员也很认同。这些方针实用且周到，在强硬却经常自相矛盾的主流医学观点与部分患者群体观点之间，小心翼翼地谋篇布局。

寒冬降临，早霜打过的泥土变得硬邦邦的。我已经把指导方案抛之脑后，继续投身忙碌的日常工作：给患者看病、指导实习医生、安排病人转介、跟全科医生谈话、给医学生上课、医疗系统评估，还有现代医生永远填不完的电子表格。信箱里来了份新电邮，我应该先把手头的事干完再看，可照例还是忍不住点开瞄了一眼。邮件是一家律师事务所发来的,但凡收到这种信,谁心里都会咯噔一下。所有让我头大的问题也好,临床、管理的难处也罢,到头来并没给我惹什么大麻烦,大概因为我多少还能预见问题,提前应对。我的经验是,真正的大麻烦来临时,犹如流星赶月、陨石坠落,往往是让人猝不及防啊。

那封邮件,我看第一眼没太明白,又再仔细读了一遍。原来,肌痛性脑脊髓炎群体的激进成员把国家卫生与临床优化研究所告上法庭,要求对指导方针进行司法审查。正如研究所律师解释的一样,个人或组织不能以不同意或不喜欢为理由,来反对公共机构制定的指导方针。如果那些激进成员要推翻指导方针,唯一途径就是声称,制定方针的专家本身持有偏见,而任何理性的人都不可能得出一致的结论。因此,他们要找偏见的证据,就要在专家身上做文章,于是把我变成被告之一。

他们的重点就是要破坏我的声誉,从而让指导方针也站不住脚。我连同委员会的一名心理学家,加上一名感染科专家、一名全科医生被挑出来当被告。我认为,原因之一在于,我是专家小组里唯一的精神科医生。在支持肌痛性脑脊髓炎诊断的人看来,让精神病学介入就是种挑衅。我想,这缘于他们有这样一种念头:心理治疗对慢性疲劳综合征有疗效,等于承认这完全就是个心病。其实大可不必这么想。心理治疗对各种病都有疗效,比如糖尿病、心脏病,可没人说糖尿病和心脏病是精神问题啊!

关于致病原因的辩论,不论是支持身体致病,还是支持心理致病,双方都在笛卡尔身心二元论上越走越远。我们的文化观念认为,一个人得的不是身体上的病,就是心理上的病。可为什么要非黑即白呢？难道就不能是身体和心理同时生病？为什么我们就不能换个思路想，其实疾病——应该说所有疾病——都有不同程度的身心原因？

我常常问病人，有没有得过紧张性头痛。几乎每个人都说有。我问他们，紧张性头痛是生理问题还是心理问题。一方面，我们知道，紧张性头痛是由压力和紧张情绪引发的（因此得名），所以不像脑肿瘤那样是身体出了问题。可另一方面，这个病表现出来的是生理上的症状——头很痛，扑热息痛类对症药物非常有效。这么说，紧张性头痛是哪一种？身病还是心病？

我很难想象还有比这更无果的争论。任何从医人员、任何了解人性的人都能理解，几乎所有你想得出的疾病，都有生理和心理的致病因素。任何得过紧张性头痛的人（其实大家都得过）都知道头痛欲裂的滋味。这种痛不是装出来的，不是幻想出来的，而是真真实实的肉体疼痛，让人很苦恼，需要治疗。如果扑热息痛类能治，那就太好了，只要起效快就行。如果压力管理课能治好反复头痛，那也很棒啊，根本不用操心这病到底是身病还是心病。可现在我们却困在这种对立思维里，导致有人坚持所谓"原则"，拒绝可能有效的治疗。这真的让我匪夷所思。我以临床医师的视角来看，治病是要务实的，是为了找到解决办法。我做治疗方案不是基于什么花架子理论，不是考虑它符不符合我的思想体系。我的治疗凭的是证据，凭的是实验数据显示了什么，有没有可能起效。

我支持对慢性疲劳综合征和肌痛性脑脊髓炎在生物层面上的研究。我希望研究能为治疗打开新通道，比如研发出一种能立刻缓解不适症状的药。可即便研究显示,这个病真的是部分地或者很大程度上,甚至百分百是心理疾病,那又有什么问题呢?难道因为是心理疾病,就不值得花一样力气去治疗和研究了吗?这种思路的言下之意就是:精神问题不是什么正经的疾病,得了像精神分裂症或抑郁症的人不是真的受病痛折磨;只要建议心理治疗,这个病就无足轻重了。

说回那场官司,司法程序在费力地推进。下一阶段是和研究所委派的律师们商讨,就我被指控的偏见,写出一封正式的辩护信。起诉的人肯定是高估了我说服小组其他专家的能力,这些专家包括一位神经学家、三位全科医生,还有免疫学家和职业健康学家等。我不禁好奇,有没有其他科室也是这样,辩论一个医学问题不是在医学期刊上,还得上法庭?

终于,案子开庭审理了,国家卫生与临床优化研究所获得压倒性胜诉。"压倒性"这个词都体现不出法官当时的不满——这种案子也能成立?贾斯蒂斯·西蒙先生以冷静、精准的司法语言宣读审判书,堪称一篇杰作。他把辩论中所有细枝末节和冲突之处都搞得一清二楚,并用以下一段话总结:"首先,这些指控虽然毫无根据,却对被指控的人有害,可能使卫生医疗人员在介入该医学领域前犹豫。如果有人认为在该医学领域内,不应发表相反的观点,科学探究应被限制,那么这种看法就是在伤害科学,伤害患者。"可悲的是,据我所知,已经有一众优秀的科研人员黯然退出,他们不再抱有希望,甚至被持续的辱骂击垮,而这一切仅仅是因为他们希望通过研究,为众人抱薪,为患者驱病。

这一场风波让我感觉很受挫。我相信,很多人主张的是让慢性疲劳这个病能得到重视，最后却变成这种逻辑：要让它得到重视，只有一条路，那就是切断它和心理层面的任何关系，哪怕这么做是在侮辱众多患有精神疾病的人。然而，这种身心撕裂观反映的正是如出一辙的医疗文化，所以医学行业也不完全无辜，闹出那样的事情，大概也没什么好讶异的。

常有人指责精神科医生一张嘴就是各种空洞的心理学术语，一本正经地胡说八道，也就是所谓的"心理学呓语"。我想说，就慢性疲劳而言，情况正相反。有些医生对这个病不过是一知半解，却为了证明病根出在身体上，制造出很多"生物学呓语"来。他们真的应该先了解后发言。"生物学呓语"听上去很科学，使用多种科学术语，实际上却不知所谓。各种生造的理论让医学生都觉得无语，更不用说医生了。那些不知道自己在干吗的人，偏偏喜欢一口咬定自己是对的，这种情况也屡见不鲜。在这个医学领域，真正的不确定性确实存在，我也会和患者讨论这一点。可有时候，患者宁愿相信赤脚医生斩钉截铁的"确定"立场，也不愿接受专业人士看似模棱两可的严谨态度。这让我想起16世纪的诗人塞缪尔·丹尼尔的名言："知识还在胆怯地思考，无知已大胆行动。"当下，无知无畏正在乱象丛生的互联网上肆虐，更糟的是，它已蔓延到太多的医疗诊室。

那么，为什么我还要在这个领域深耕？答案是，因为我多年来接诊过的成千上万的慢性疲劳症患者。这个病虽然令患者和家属困惑不解，常常对生活产生巨大影响，他们却依旧保持着尊严。我从未怀疑过他们的症状，也没怀疑过他们承受的痛苦。他们到我的诊室是来治病的，不是来宣传意识形态的。我们现有的治疗远非完美，但还是采取了一些措施来缓解病痛，而且在有些情况下还治愈了患者。

就卡萝尔的治疗而言，第一步是弄明白她的症状，医患彼此都须了解是什么让症状持续，从而对如何推进治疗达成一致。冰冻三尺非一日之寒，哪怕是第一步也是说起来容易做起来难。卡萝尔就像我见过的许多患者一样，她把每一项检查都做了，其中一些肯定是无用的过度检查。我在这个领域行医多年，也见证了疾病理论的变化。有段时间，有理论称牙科的汞合金填充材料是病因，于是不少病人花大价钱把汞合金换成陶瓷填充材料。酶或辅酶补充剂、严格的饮食禁忌、草药和鱼油、药物滥用，这些都是很多患者第一次见我时已经在尝试的。可这些方法无凭无据，充其量是昂贵的安慰剂，有些对人体还有实际的伤害。

我和卡萝尔花了不少时间讨论，终于对病情达成一致的理解。究竟是什么造成了她的症状是个未知数，很可能永远都找不到答案。既然没有灵丹妙药，就关注有什么是我们能做的。看起来，她的病之所以没有起色，是因为一系列身心原因，包括睡眠不佳、身体机能退化、情绪低落、时刻关注症状——她很清楚压力会加剧病情，确实压力对几乎所有健康问题都有影响。我们商定出一个身心联合的治疗方案。其中包括一个运动计划，目的是循序渐进地提高活动量，取代加重疲劳的不规律运动，逆转身体机能。我们设计了睡眠计划，探索了紧张和焦虑感对病情的影响，也包括她持续的低落情绪。最后，过度关注症状和健康似乎也延误了她的康复，所以我们还发掘了一些转移注意力的技巧。之后，我把她转介给同科室一位很棒的治疗师，在次年继续为她治疗了十多次。

渐渐地,卡萝尔的病情开始变化。转变是缓慢发生的,因而病情的改善发生在数月以后。慢慢地,卡萝尔开始延长每天散步时长,劳逸结合,避免运动量波动太大造成体力不支。最重要的一点是,她恢复了社交,重返生活,还在博物馆找到了一份兼职。一年后,她的治疗结束了。虽然症状没有全部消退,虽然她担心复发还是想慢慢来,但这是她成年后第一次能自理生活,第一次能乐观地迎接未来。我上一次见到她时,她没有发现我,因为她正和朋友们在坎贝威尔的一家咖啡馆里。我经过时,她坐在人群中间谈笑风生。我忽然意识到,这是我第一次听她笑。

第七章
自杀念头

从医以来，我评估过成千上万的病人，约莫有四分之一到一半的人考虑过自杀。其中，大多数人对自杀念头感到恐惧，觉得自己真的会付诸实践。有些人告诉我，火车经过站台时他们甚至会往后退一步，以免一时冲动跳下去。另一些病人对生死的抉择就更矛盾了：他们过马路时故意不看，车来车往，听天由命；有个病人在家附近的漆黑村路开夜车时会把车灯关掉，不是真想撞车，也不是不想。我发现这种暧昧态度很常见。有时候，一个病人刚说完下月要去外地看亲戚，接着就聊起了迫在眉睫的自杀计划。显然，这两件事不可能同时为真。这可能意味着，一次临床面诊很难做出判断，因为得到的信息是含混的，经常连病人自己都不确定想要什么。

自杀冲动的核心通常就是矛盾心理，通过种种矛盾行为表现出来。一个人处在这种心境下，可能既想死又想活，如同随风摇曳的芦苇，一个偶然事件能把他从自杀的边缘拉回来，也可能让他坚定去意。我的经验是，比起死，大多数人更想活下去，可他们想换种活法，不用再像以前那么痛苦。自杀企图的背后，是希望能改变点什么，希望纵身一跃便能挣脱所有的精神负担。有时，自杀企图被视为一种为改变现状而"呼救"的方式，这的确抓住了自杀者的心理过程，却轻视了他们在精神上的巨大煎熬。必须得说的是，我也有病人企图自杀，不是在最后一刻被阻止，就是在家被意外访客发现，或者被医院救活了。在他们的情况里，自杀动机已无法化解，他们去意已决，只不过被运气挡住了去路。所幸的是，我自己的病人从没因自杀去世，但我的精神科团队就曾经遇到过，最终我还是要对此负责。

很多因素会促成自杀。孑然一身，没有家人、朋友或人际支持网络，更有可能导致自杀。年龄增长也会增加自杀风险。不管病人多大，我都会重视他们的自杀念头，但我还是会特别小心年长的病人。没有工作、精神或身体患有慢性病都会增加自杀风险。我猜，原因在于这些情况都加剧了人与社会之间的疏离感，无论怎样都是不健康的。孤独这个流行病正在我们的文化里兴起。据估计，美国有高达 47% 的成年人感到孤独，这个数字代表的风险相当于一天抽十五根烟[1]。据一项研究报告，英国有超过 900 万成年人经常或总是感到孤独，几乎总占了人口的五分之一[2]。"老年英国"机构[i]公布了一个辛酸甚至惊悚的统计数字，六十五岁的人口里，约有一半人（49%）获得陪伴的主要来源是电视或宠物[3]。我感到担忧，孤独会影响心理健康，因为我们的本质还是社会人。与社区保持联系能预防身心疾病，比方说，加入某个教会，成为

---

i Age UK，英国老年人慈善机构。

板球俱乐部会员，哪怕是经常去楼下酒吧坐坐，组队玩玩飞镖，都能让我们和社区的联系更紧密，对健康大有裨益。

我们往往以为，只要控制好与饮食、酒精、运动相关的健康指标就好，却很少考虑社会关系对健康的价值。其实，帮助他人，超越自身得失，投身更大的格局，这不仅是提升自尊和心理健康的好方法，也同样有利于身体健康。我经常思考其中的原因，良好的心理健康到底是怎样帮助抵御疾病的。究其原因，至少有一个听着比较合理，即通过免疫系统来起作用，这个观点引发了一些研究者的兴趣，也和人们的常识经验相符。我们都知道压力大是什么感觉，比如说，压力会降低我们对感染的抵抗力。更严重的情况是，根据一篇高被引论文推断，长期压力通过影响免疫系统，可能诱导某几类癌症的发生和恶化[4]。

和社会凝聚力相关的另一点是，有充分证据显示，种族主义影响的不仅是心理健康，还有身体健康。根据《英国医学期刊》的一篇报道，种族主义的受害者更易患上长期疾病、高血压和呼吸系统疾病[5]。美国一项研究证据显示，种族主义会推高死亡率，让人惊讶的是，死亡率升高并不局限于黑人社区，也可能波及白人群体[6]。即便不是受害者，也会被种族主义伤害，因为它不仅致贫，荼毒社会，从生物学角度来说对人体也是有毒的。为什么社会凝聚力能保护健康，而种族主义会催生疾病，个中原因尚未得到清晰的揭晓。我们对人体的生物学知识还不能顺理成章地解释社会凝聚力缺失、社会逆境到底怎样引发身体疾病，但经过二十年的眼见为实，我确信它们彼此相关。

社会环境还以其他方式影响着自杀风险。在1961年之前，自杀在英国其实是一项刑事罪名。这也许听上去很荒谬，有人或许会合理质疑，刑事制裁对一个死去的人还有哪门子震慑作用。依我所见，这恰恰反映出一个强有力的讯息——自杀是种社会禁忌。不止一项研究拿出充分证据称，电视上播出自杀后，跟风自杀的案例激增[7]，尤其在那个自杀者被描绘成别无选择之人的情况下。很快，人们开始设身处地地体会自杀者的感受，随后也把自杀当作身处绝境时的唯一出路。我认为，针对这种情况，把自杀视为禁忌是对大众的保护。

而从另一方面看，给自杀行为定罪是不近人情的。更糟的是，这么做反而可能促使更多人自杀，因为它阻止人们把内心的想法说出来，而正是这些想法把他们逼到如此绝望的地步。我治疗过的有自杀倾向的患者对此有很多怨言，最大的抱怨是他们感觉被孤立了，不敢跟任何人讨论自己的想法，担心旁人的非议。在关于自杀的讨论中，这类禁忌可能是致命的。如果洗刷自杀的污名是为了降低自杀率，那么在谈论这些事情时，我们就不能情绪化也不能浮夸，更不应该因此而被刑事指控。

有意思的是，减少自杀最有效的方法之一是去除自杀手段。若干年前，英国常见的自杀方法是吸入家用炉灶的有毒气体——把头放在炉子上，吸入煤气[8]。但随着煤气被毒性更小的北海天然气替代，这种方法不再致命。有趣的是，因为很多人自杀未遂，自杀人数短暂下降；并且之后自杀率也没有上升。你也许会想，假如一个人打算自杀，一次不成功，他应该会再试一次，但其实没那么简单。相反，情况似乎是这样的：如果把可能致命的自杀手段移除，那么原本企图自杀的人很可能会继续生活很多年。这就是为什么高速公路和"自杀桥"周围都设有保护性围栏，就是为了避免人们一时想不开，为缓和自杀冲动争取时间。同样道理，医院会把病房里的绳索钩去掉。还有证据表明，相比瓶装，吸塑包装能降低自杀率。瓶装药片能一把全倒进手里，而要打开吸塑包装，你得花时间把药一粒一粒抠出来，那么，一时冲动可以吞下的药量自然就小了。等到取出的药片达到危险剂量时，你说不定已经想通了。同样，限制枪支的法律也会降低自杀率。在某些国家，重型枪支使用容易、获取方便、杀伤力强，很大程度上增加了冲动性自杀的风险。有研究显示，美国的州持枪总量和枪支自杀有很强的关联性[9]。因此，身为精神科医师，我的工作至少在一定程度上就是帮助有自杀倾向的病人走出危机，阳光总在风雨后，希望他们的生活能继续。

要理解一个人的人生态度不是件容易的事，何况人的想法如流沙般善变。我曾经治疗过一位叫安东的病人，他出生在一个工人家庭，非常聪明。凭借优异的成绩，他进入剑桥大学攻读经济学专业——在他的中学里这是头一回，学校自然以他为傲。在获得一级优等学位后，他搬到伦敦市区从事银行业，开始为事业打拼。可是，他总觉得自己和其他人不一样。他说他融不进社交圈，自己还是像个工人家庭的孩子，与周遭环境格格不入。有一个礼拜，他的一连串交易都让银行赔了钱，他感觉很糟糕，开始自我怀疑。看得出来，谈论这件事对他来说有多难。说到这里他就哭了起来，讲不下去了，接着又断断续续地边讲边抽泣，还不停地道歉。

我在面谈中发现一个规律：人们逢哭必道歉。我告诉安东，情绪是生而为人的一部分，有时是悲伤的泪水，有时是幸福的欢笑。被笑话逗乐，我们不会说对不起，那又何必为伤心落泪而道歉？安东坐在那儿，哭湿了脸颊，流着鼻涕，看起来还是那么无助。

他继续往下讲。经历了糟糕的一周后，他困在情绪里无法自拔，做决断变得越来越难，还躲着同事。他拉长工作时间，可这不但帮不了他做决策，还让情况变得更糟。他渐渐认为自己在工作中一无是处，情绪也进一步恶化，食欲不振，睡不好觉，整日精疲力尽，意兴阑珊。又一个不眠之夜后，他犯了一个代价高昂的低级错误，在一笔交易中把小数点放错了位置。这时，老板建议他休息一阵，安东却理解为老板是要解雇他，因此陷入了深深的羞愧中，觉得自己辜负了所有支持过他的亲朋好友。

我在门诊见到他时，他整个人郁郁寡欢，焦虑迷茫，出现了很多抑郁的症状。深层原因是他从未有过高自尊，而现在自尊心已跌到谷底。他相信自己是个失败者，一个不合群的人，自己之所以曾被捧得这么高，唯一的理由就是让他跌得更惨，好让人看笑话。他承认脑子里经常会冒出死的念头，开始考虑要不要选择自杀。他上网搜索了自杀方法，以前他放不下亲人和朋友，现在都不再顾虑。他觉得，与其活成累赘让亲友蒙羞，不如死了对他们更好。

这样的心路历程，我陪病人走过很多回，所以我知道很难一下子扭转乾坤。大多数情况下需要分三步走：第一步是要在第二步和第三步的治疗过程中避免自杀。第一步总是很微妙，因为它没法一步到位。你需要仔细倾听，总结病人遇到的问题并反馈给他们，这样才能让病人知道你理解他们的困境。重要的一点是，不论你对自杀有什么个人看法，都不要做评判，说什么话做什么手势也要注意。同时，你得扛得住。不论你觉得病人的境遇有多悲惨多绝望，病人的行为有多不明智，你都不能泪眼婆娑，心烦意乱，愤愤不平，也不能一有什么情绪就表现出来。病人鼓足勇气向你袒露从未告人的内心，他们不需要看到自己的精神科医生也在为之痛苦（这正是病人不告诉家人的原因）。

有些问题没有捷径可走，所以不鲁莽行事非常重要。实习医生常犯的错误是过早地安抚病人，我知道他们是出于同情和支持。可惜不管多么好心，这么做基本是安慰不了病人的。"一切都会好起来的"这种话谁听了都不信，除非你有充分的理由说服对方。你要向病人一点点灌输对未来的希望，这得基于你们的面谈对话，这样才能切合实际。最后，最重要的是要让病人感受到你关心他的处境。而这需要让病人在面谈中形成这种印象，自己得出结论。在我的经验里，这种技能不可言传只可意会，因为病人总是可以在言谈举止中觉察出你是不是真的关心他们。尽管如此，我还是会制定备用方案，给病人电话号码，以便他们出现危机时电话联络我。

第二步是治疗抑郁症。这里必须对病人实话实说。选择哪种抗抑郁药当然是基于临床数据，但不一定对每一个病人都有效，此原因尚不明确。病人对不同抗抑郁药的耐受性不同，这种不可预测性让开药变得复杂。找到合适的治疗药物需要一些耐心，可能得尝试两三轮后才能确定适合病人的药物或药物组合。在安东的案例里，我先开了一种抗抑郁药，因为副作用停用了。第二次换了一个药但效果不明显。在开了第三种药后，他说服药几周后终于起效了("我像个溺水的人终于能上来喘气了")。等到他头脑开始清醒,不再被抑郁拖累时,就是时候修复他从小到大没来由的低自尊了(第三步)。

这个过程有点像律师询问庭上证人。我们要做的是让病人找到一个角度,从那儿他们能看到自己的低自尊不合逻辑,是一种无端的情绪,缺乏事实依据。("所以即使你获得了剑桥大学经济学优等学位,你还是认为谁都比你聪明?")这包括挑战病人的某些观念,比如犯个错误就等于全盘皆输,这个念头一直纠缠着安东。(我引用了《辛普森一家》里的半句台词:"可谁都会犯错不是?这不就是他们把橡皮放在铅笔上的原因吗?")病人的个别事件需要分析,他们对事件的反应需要评估,以便了解他们的情绪与事实是否一致。

我们的思维里都会有偏见。我给医学生讲课时总是这么说:想象一下,如果我说你是个好学生,只是你的药理学成绩有待提高,你们当中有些人会对自己很满意("他夸我是个好学生耶,我稳了"),另一些人则把这句话理解为自己失败了。("他说我是个'好学生',只不过是先扬后抑,给后半句话加个滤镜罢了,说白了我就是不够好。我早就说我学不好药理学。等考试我就惨了,肯定得挂科。当初大家都说我搞不定医学院,我真应该听他们的……")我告诉学生,对这句客观陈述的解读之所以截然不同,取决于人的个性差异:一种走向焦虑和抑郁,另一种走向平和与满足。导致抑郁和自我怀疑的不是客观现实,而是一个人对现实的主观解读。

这些认知偏见是众所周知的。低自尊的人会条件反射式地忽略别人给予的正面评价("他们只是善良而已"),却对负面评价特别上心("看见没?大家说不定都这么想我")。问题在于我们的情感机制恰恰建立在这些放任自流的认知偏见之上。如果病人能学会用理性和逻辑去思考现状,他们的情感就能和事情的真相保持一致,而不会抱着认知偏见,草率地得出不靠谱的结论。

对重度抑郁症患者来说,要完成这个任务是不可能的,因为他们的思维被低落的情绪带偏,以致根本没法参与有逻辑的探讨。不过,慢慢地安东能够开始梳理造成负面情绪的认知偏见。所有这些都需要时间,需要好几个星期的努力。计划进行了下去,他逐渐摆脱困境,震惊于自己的认知过程竟然那么不牢靠,还把他推向自杀的边缘。在之后的一次面谈里,他反思说,一个人不确定自己的想法是否靠得住、在多大程度上会欺骗自己,这是最痛苦的一种心理煎熬。我认为,这对他确实是种折磨,因为他能在生活中如此精进,凭的就是头脑,可头脑竟然搞破坏,忽然靠不住了,这让他深陷绝望。那天早晨,独自来到我诊所的安东是我见的第三个考虑自杀的病人。他们因各自的人生遭遇和抉择走到这一步。这是五旬以下男性最常见的死因,而我每天的工作就像站在堤坝上,竭力不让悲伤和绝望的洪水决堤。

巨浪有时排山倒海,几乎要把我吞没。总有那么些时刻,病人的故事是如此触动人心,久久盘踞在我心头,让我心力交瘁。我尽量不让过多的感受涌入,害怕关不上情绪的闸门。我见过一位出现幻听的重度抑郁症患者,那个声音说他一文不值,在耳边低语要他自行了断。他来见我时头上缠着绷带,因为他受不了想把耳朵割掉。他觉得活不下去了,谁忍心责怪他?我打了个寒战，强迫自己不去想他的样子，眼前却浮现出那个来自塞拉利昂的女病人。内战爆发，她眼睁睁看着全家人被杀害，心里早已千疮百孔。我想起她无声的尊严，眼角的泪光，她在诉说被强暴的经历——我多希望她就此打住。可她必须说，我也必须听。是啊，换作是你，要怎样继续生活？

  他们现在是我的责任。如果他们死于自杀，那就是我的过失，可我无法控制任何人。我怎么控制得了病人的记忆闪回、万念俱灰、借酒浇愁，而这些都能把他们推向死亡的边缘。我做不到。我能做的唯有控制自己的焦虑，收拢自己的情绪。我唯有制定好方案，深吸一口气，迎接下一位病人。

第八章
体重问题

现在回头看，我的职业轨迹就是一路奔着精神病学去的，这个苗头其实在我小时候就冒出来了，贯穿了整个童年。那时候，姐姐订阅了不少青少年杂志，先是《杰姬》，接着是《男友》。报刊经销商偶尔也会莫名搞错，寄来《蓝牛仔裤》——当年有一大批青少年杂志非常流行，这是其中一本。经销商大概觉得这些杂志其实差不多，寄哪本都无所谓。看这种东西得瞒着家里人，要不然就得应付他们的揶揄打趣，所以我在第一时间就截住投递到家门口的杂志，从头到尾抢先读一遍。我先从爱情照片故事看起；随后一本正经地研读星座运势，十二岁的我暗暗期待着"本月会走桃花运"；下一步是翻阅占了多个版面的青少年偶像照片，比如雷夫·加勒特，他梳着精致发型，风靡一时。最后，终于轮到我最喜欢的部分了——由知心姐姐凯茜和克莱尔主笔的解忧专栏。我会把每个求助者的问题都读一遍，先遮去凯茜和克莱尔的建议，想一想该怎么回答，然后写下我的解决办法，再跟她们的回答做比较。比如，求助者遭遇了花心男友和闺蜜的背叛，我会表达同情和理解,为接下来的直言相告做铺垫。对另一些人,我则会温和地解释,"他并不是真的爱你哦,他在利用你接近你最好的朋友,只要你琢磨一下自己的提问,就会发现真相早已水落石出"。从专横的父母、青春痘、体味、初吻(虽然那时我还处在理论阶段)到校园霸凌、开除学籍、讨人厌、色眯眯的老师、过于亲密的父辈朋友,以及零花钱不够这样的问题,我都会深思熟虑,把答复记在小本子上,就这么集齐了我的少男少女生活难题库。

在一堆信件、账单、青少年杂志里,还有我母亲订阅的瘦身杂志。我惊讶于报贩的架子上这类杂志都快卖空了。很难想象每一期内容能写点啥,因为在我看来,减肥貌似就是件一目了然的事情。我能理解带点人情味的故事,比如在"医生说我只能活三个月!"的标题下总印着这样一张照片:一个人身着以前穿过的牛仔裤,双手拽着离身体好几英寸的裤头,满面笑容地向你展示着自己的瘦身奇效。可对当时的我来说,减肥不过是一道简单的算术题,无非就是看摄入了多少卡路里,消耗了多少卡路里。那时我全然不知发胖的原因很复杂,还会产生心理上的负担和痛苦。至少在当时,似乎没有谁会谈及发胖的心理因素。瘦身杂志没完没了地刊登各类节食方案和减肥食谱,每种节食潮流都裹着伪科学的外衣,言必称"氨基酸""营养循环""新陈代谢",这些字眼被疯狂滥用,不过是为了掩盖其科学性不足的本质。所有这类节食方案都基于同一个底层悖论(真是减肥圈的同一个白日梦了),那就是:想吃多少就吃多少,不用忍饥挨饿,照样可以掉秤。年轻时候的我搞不懂这种减肥杂志有什么意义,甚至觉得有点可笑。

我在上医学院那会儿,肥胖症危机尚未在英国显露端倪,却已在美利坚扎根了。我在教学时讲到肥胖症，通常会先引用美国疾控中心的数据，这些数据显示了美国从1985年至2010年间惊人的肥胖症增长率[1]。按照美国50个州来计算，数据分别显示了每个州的肥胖症患病情况。1990年时，美国没有一个州的肥胖率超过15%。二十年之后的2010年，美国没有一个州的肥胖率是低于20%的，其中有36个州的肥胖症患病率超过25%。每个州的地图上都用较深的红色显示肥胖症患病率的增长，通过这样的视觉呈现，美国肥胖危机的逐年恶化清晰可见，令人触目惊心。

当时的医学院很少把肥胖症当成一个正在逼近的公共健康威胁来教学。等肥胖问题真的出现时，对它的关注也仅限于枯燥冷静地分析肥胖会增加哪些疾病的诱发风险。至于和进食及肥胖相关的心理层面，几乎无人提及。我记得在医学院只听到过一项研究是讨论这个问题的，此后我到处搜索这项研究却一直未果。或许就因为它的不同寻常，我一直牢牢记得。它的研究设计是这样的：实验人员告知房间里的受试者，房间里的感应器会监测到他们的心跳声，并通过角落里的喇叭播放出来。可实际上并不存在所谓的监测感应器，喇叭里传出的心跳声实际上是事先录好的，时而正常，时而是加速且不规则的心跳搏动，听上去很危险。受试者所在的房间里，摆放了几个装着腰果的小碗。实验人员发现，那些体重超标的受试者在听到"自己"快速不规则的心跳声时，也就是在他们认为身体可能有隐患时，就会开始吃碗里的坚果，以此安抚内心的焦虑。体重正常的受试者则没有这样做。这个研究结果让我对进食的情感因素有了第一次感悟。我想到了自己的经历：在医学院上学时，但凡有考试或者其他让人焦虑的事情，我最不想做的事情反而是吃东西。临近一堆考试，吃饭成了件不得不做的琐事，食物味同嚼蜡，不比吃棉花好多少。

我入职盖伊医院几年后，医院开设了一个减肥科，学名为"肥胖症治疗科"。这是一个新领域，反映出肥胖症流行病已经开始在英国蔓延了。那些无法通过节食和辅助方法减肥的患者可以选择手术减肥，医院要求我对他们是否适合手术做出精神评估。在我所接受的精神病学训练之中，还从未遇到过这类情况。于是，我给美国各个肥胖症治疗中心写信，征求他们的医学意见，还收到了他们用于评估的方案，非常有用，我在这个基础上再根据英国的情况做出调整。

一开始只有几个肥胖症患者，很快，需做评估的患者源源不断地被转介过来。不过，我还是清楚地记得第一个来找我的病人。他叫特里，在走进我的诊疗室后，他坐了下来。我注意到房间里唯一一把他可以坐的椅子很窄，两边还有木头扶手。他没有说什么，我也是，但我看见他的身体从椅子两边溢出几坨肉，可想而知有多不舒服。我们谈起他到我这里来的原因。特里来自英格兰北部一个海边小镇，在一个贫穷却很有爱的家庭长大。他的童年过得很愉快，放了学就到家附近的街头去踢足球，也有自己的玩伴小群体。日子过得不紧不慢，直到有一天，他的哥哥突然被人指控强奸。没人相信哥哥会干出这种事情，可还是免不了各种闲言碎语。司法程序推进缓慢，虽然当事人在案件开庭前撤销了指控，特里一家还是因为压力而崩溃了。他的父亲开始酗酒，变得喜怒无常，脾气也越来越坏，结果影响了工作，在码头游乐场收银的饭碗也砸了。特里学校里的人似乎都知道他哥哥和爸爸出了什么事，有人戏弄他欺负他。(他还记得学校里有个男生对他说，他家人"不是呆子就是疯子"。)他开始变得退缩，把自己孤立起来。不久后，他发现吃东西能带来一时的快乐和满足，让他从郁郁寡欢的心情中获得片刻解脱。他往胃里装下成袋的薯片、巧克力棒、冰激凌、甜甜圈、糖果、棉花糖、软糖，只要手边能吃的都往嘴里塞。他的身体像吹气球一样越来越胖，遭受的霸凌也越来越严重(在学校，同学管他叫"万吨轮")，他变得更加孤僻，体重继续上升，进入了一个恶性循环。

打动我的不是他说了什么，而是他如此渴望倾诉。我本以为这些病人并不乐意见精神科医生，来这里就是为了扫清手术减肥的障碍。我这第一个病人却恰恰相反，一辈子都被边缘化的日子让他倍感孤独。他很少有机会向饶有兴致听他说话的人倾诉，他的自尊心也几乎荡然无存。独居的他朋友寥寥无几，从没交过女朋友，从未体验过性爱。他说这番话时似乎有些不以为意，试图淡化这些事情对他而言有多沉重。

我见到特里时，他刚满三十一岁，生活似乎在原地打转。他一个长期职业都没有过，只干点力所能及的零活。每次有了正式工作，他又经常迟到早退，最后免不了被辞退。特里却认为丢工作不是因为缺勤，而是因为自己能力不行，这种想法只会导致他的自尊继续下滑。

同样，他每次节食都只开个头，几天或几周后就坚持不下去了。他基本靠自己过活，偶尔和家人联系。家人都住在海边，而他只身漂在伦敦。他告诉我，他这辈子唯一真正享受过的只有食物，他靠食物来调节情绪。我想起了那项"腰果"研究，问他这是不是能缓解焦虑，他说确实如此，到现在他甚至已经分不清自己到底是焦虑还是饥饿。他只知道，吃东西能帮他平息焦虑，可促使他吃东西的不仅仅是焦虑情绪，还有愤怒、失意、悲伤、无聊，甚至在他高兴的时候——任何情绪他都用吃来回应。

谁都看得出来，特里陷入困局是有原因的，不是单纯一个减肥外科手术就能解决。手术或许能让他立刻减重，但如果造成他现有饮食模式的心结没有解开，他就难以维持健康体重。咨询结束时，我们都站了起来，他的身形比我高大得多。他穿着条宽大的灰色运动裤，裤子已经走样，看上去很久没洗了，上身的连帽衫也沾着食物的污渍。天气并不太冷，但他一走出诊室，就把帽子套在头上。他躬着肩，整个身子似乎在蜷缩，好像在努力躲开周围的一切。那次咨询我们超时了至少二十分钟，我很少这么做，但他只想一直说下去。我能感觉出来，他平时并不是个健谈的人。等我走进候诊室时，里面已是一片躁动了。我不喜欢迟到，所以马不停蹄地接诊下一个病人。等到下午晚些时候，我看完所有病人后，终于可以专心地思考，该如何口述对特里的评估。

几周后，我在一个门诊部见到了莉娜。莉娜身高五英尺六英寸，体重超过三百磅，BMI体重指数高达48——健康的体重指数介于18至25，超过30就属于肥胖症了。我见到莉娜时，扑面而来的是她浑身散发的抑郁气息。她垂着头，和人几乎没有眼神交流，吃力地朝我的诊疗室挪步。我们经过走廊时，她没有搭理我诸如"过来远不远？"之类的闲聊。在跟特里咨询后，我要求科室订了一批更舒服的椅子，没想到椅子很快就送来了。诊疗室互相不搭的各种家具里又多了一把暗褐色的大椅子，散发出一丝医疗机构的气息。我和莉娜在走廊时，我忽然想起来那椅子被摆在一个角落里，没有正对我的办公桌，于是我在莉娜前头一路小跑，在她进来之前重新调整了椅子的位置。她重重地坐下，微微抬头观察着四周。鉴于她的体形，我猜她的实际年龄比看上去要小，果然，她只有三十八岁。

莉娜出生在波兰，在那里一直生活到二十多岁。她的家在波兰的一个北方小镇，家里有七个孩子，她是老大。她笃信宗教的父母也是那个小镇土生土长的人，不想离开那儿。母亲当护士，父亲是名电工。他们把空余时间都投身于当地教会社区，对生活的安排心满意足。她还记得，那是个宁静的小镇。因为经济拮据，他们从来没出去度过假，只是偶尔会去海边一日游。作为家里的老大，她从来没有可以聊天的人，觉得弟弟们都太小太不成熟，而父母又太年长，所以每次出游，她都闷闷不乐，既不想跟家人出门，又不想留在家里。我问她对童年最深的记忆是什么，她的回答是无所事事。她说，上学时她是个中等生，虽然喜欢艺术，但体育和学术科目的成绩都不怎么好。她那时很受欢迎，多数人认为她长得很漂亮。男生们都想跟她跳舞、找她约会，她也很享受这种感觉。这给她自认为波澜不惊的小镇生活带去些许欢快的涟漪，让她得以暂时摆脱乏味和单调。

她以最快的速度离开学校，对高等教育不感兴趣。父母大失所望，但莉娜很想早点挣钱，过上更精彩、更刺激的日子。她干的第一份工作是餐厅服务员，这让她非常满意。她喜欢和顾客聊天，说些暧昧的话，晚上出门玩耍时也有足够的钱花。她记得，那天是个周五的晚上，轮到她上晚班，为一个六人桌服务，那桌坐着几个二十出头的男人,也可能再年长些。他们对她有些放肆,但她觉得能保护好自己。其中一个男人约她下班后见面,因为她对这个人有好感,所以并不反对来一点小小的冒险。

我试着去还原她年轻时大概长什么模样。她的眼睛很漂亮,如果说那双眼睛曾经闪烁着俏皮,那么现在它们却满含忧伤。她颤抖着嘴唇,伸手去拿桌角上的纸巾,哭着擤鼻涕。我给她时间平复情绪的同时也在想象,那晚当她走出灯火通明的餐馆后发生了什么。我想我知道她接下去要说什么了。

下班后,她在一个停车场跟那个人见面了。不知道为什么,我想象在停车场四周是一片松树林,我知道肯定不对,但脑海里自动浮现出这个画面:她走过那片干枯的松树林,夏夜的气息由浓转淡。她上了那个男人的车,夜凉如水。男人袭击了她,强暴了她。她的生命从那一刻起发生转折,这场遭遇割裂了她的人生,曾经的日子恍如隔世,她再也回不去了。

她没法向任何人提起这事,尤其是父母。深深的羞耻感裹挟着她,从小受到的宗教熏陶只加重了她的负罪感。她怪罪自己,虽然被攻击的人是她,却莫名觉得自己是引诱者。在经历了这场劫难后,她决定这一生不再恋爱,不要男人再看她一眼。她缩回到自己的世界,减少了出门的时间,再也无法直视镜中的容颜。她的体重直线上升,这被她当成一件好事情,如此便可让人望而却步。就这样,她靠打临时工谋生,活得像是自己人生的过客。

到了英国后,她的英语水平逐步提高,在一家电话客服中心找到了工作。工作需要久坐,对减肥几乎毫无帮助。实际上,她的体重一直在上升,到了发生关节疼痛和睡眠呼吸暂停的程度,这些都导致她在白天时非常疲惫。等糖尿病前兆出现的时候，医院向她推荐了一个体重管理的治疗项目。到现在为止，她尝试过的几个节食方案都失败了，要能让她减掉足够的体重并恢复健康，手术是唯一的选项。

莉娜觉得自己的人生很失败，她不是个好女儿，不是个好的天主教徒，也永远不会成为一个妻子和母亲。在她眼里，生活只剩下痛苦的煎熬和肉体的折磨。仅仅诊断她为抑郁症，并不能触及她的痛点，真正造成现状的是她内心千丝万缕的情感和对自己的憎恶。

我做着笔记，一个恍惚，思绪飘回到过去。彼时我还在内科实习，晨起迎接长达六十个钟头的值班时，我会想，此时此刻，某个中年男子是不是正在经历第一次胸痛，几小时后，我和这名男子的人生交会在急救室。我忍不住去想命运的不可抗力，自宇宙万物诞生起，在时光隧道的某个瞬间，我们的生命短暂地纠缠在一起，随即又回归到各自的轨道上，遥遥相望。现在面对莉娜，我的心里升腾起同样的感触。我回溯记忆，在她遭遇每一段经历的那一刻，我正在做什么，最终我们的人生路径在此刻交错。我问自己，能不能不负她的期待，能不能帮助她好起来。

"你会把我关进去吗？"

我顿时回过神来，放下手中的笔，抬头望着她。强制入院，这个想法太荒诞，我根本没料到她会担心这个。只有最急迫最棘手的病例才会触发《精神卫生法》的强迫收治条例，而不是一个正在为减肥而挣扎的人。我肯定是听错了。

"不好意思，你说我会干什么？"

"你会把我关进去吗?"她啜嚅着,泪水再次涌了出来。

我发自内心地同情她,因为我意识到,即使在她以为最后可能会被关进精神病院的情况下,依然向我吐露了自己的经历,这其实需要莫大的勇气。我尽力让她放心,对她说:"这几个星期里都没有床位,就算我们有床位收你,我也绝对不会让你'有机可乘'的。"

说完这话,我忍不住笑了起来。她心里的某个结似乎也松开了,她又哭又笑,泪水和笑容交织在一起,响亮地擤了好几次鼻子。几分钟后,我们才得以继续聊下去。

显然,莉娜和特里的问题都不是一个外科手术就能解决的,至少不能单靠这个。心理上如果没有做好准备,做减肥手术也只是一场徒劳,可能以失败告终,有时候甚至还会带来灾难。一种情况是,手术没有达到预期效果,病人的体重没有减轻,或者很快就反弹了。还有些情况后果则更严重,比如出现胃痛胀气,病人觉得后悔和沮丧。有些病人在有饱腹感后仍然吃进很多东西,尤其是那种很好融化的高热量食物,比如冰激凌和巧克力,卡路里很容易就被喝下去了。有一项研究发现,患者在接受减肥外科手术后的十年里,自杀率有所上升[2]。

因此,关键在于我们要理解患者心理层面的问题,有时可以直接进行心理干预。我记得有个男性患者减不下体重,我问他吃了什么,为什么体重会上升,他回答说他吃了太多蛋糕、饼干和薯片。

"可你一个人住啊,"我问,"为什么会买那么多吃的呢?"

"那什么,我侄子有时候会来我这里,他喜欢吃零食。"

"可他为什么要在你家里吃呢？"

"那什么，我的朋友们也会来，我到时拿什么招待他们呢？他们会怎么想我？"

"可如果他们是你的朋友，难道不想支持你节食吗？我相信，比起到你家来吃块蛋糕，他们更希望你好好节食。"

这一番对话起了作用，我再见到他时，他说自己已经开始减重了，不确定还要不要动手术。他明白了，食物一旦被放到购物篮里，被吃掉是迟早的事情。对他来说这是顿悟，实际上我在前一次咨询时一直在做解释工作。

在特里和莉娜的案例里，情况却完全不同。对他们来说，饮食和肥胖只是一种表面症状，下面隐藏的是内心深处的不幸福感，所以单靠减肥手术是不可能治愈他们的。对特里来说，我会通过几次咨询，帮助他理解和识别自己的情绪，这样，在回应情绪的时候就不会一味求助于食物。我帮他区分怎样是身体的饥饿，怎样是情感的饥饿。他还需要找到更好的方式来处理情绪，因为我们不能只是靠不让他吃来缓解，还得找一种替代方式。吃东西是内心痛苦的外显行为，最终变成无休无止的惯性。一个人一旦形成长期的习惯行为，就很难指望他凭意志戒掉。这些行为都是在经年累月里固化下来的，用来对抗自卑、不幸福感或是其他情绪，在惯性、无助和绝望中，这些行为会一直出现。他们得找到一个办法来恢复跟食物的正常关系，与此同时还要确保不会换汤不换药，用抽烟嗑药这些同样无效的方式来处理情绪。

帮特里识别情绪是第一步，第二步是重建他的生活。第一步完成了，就是为手术做好了准备，他确实动了手术，而且还挺成功的。然而，要解开他前半生纠葛着不安全感和无价值感的心结并不是件容易的事情。况且，对一个没有稳定工作、没有朋友、兴趣爱好寥寥的人来说，重建生活何其艰难。他确实是瘦了下来，自信了一点，但还是生活在孤独和寂寞中，我担心他会不会因此退回到过去的行为模式中。特里在社交时非常害羞，不愿意求职，也恐惧亲密关系。他不断提及自己的"低自尊"，也就是担心被别人排斥，因为这是他整个人生的写照，并让他陷入了一事无成的境地。我帮着他慢慢来，先设定一些现实的总目标，他在工作和社交上再设立子目标，然后朝这个方向使劲。

虽然我制订了最周密的计划，让他发生最大改变的东西却几乎和我没有关系。在一次门诊咨询时，他提到想买条狗，我不经意地说了句"多好的主意啊"。结果，连我自己都没有料到，这个决定给他带来了如此巨大的改变。他觉得自己必须为他的小狗（小得出奇）负起责任来。他会很热切地给我看手机里的照片，告诉我小狗做了这些那些在我看来平常无奇的事情。他每天都遛狗，渐渐地跟其他的狗主人攀谈了起来。我决定结束他的治疗时，他正在经历自己人生的"情窦初开"，维持着较低的体重，而且平生第一次用乐观的眼光期待着未来。

莉娜同样需要在动手术前做好心理建设，但她的情况更棘手一些。她是个惹人喜爱的女人，却用食物将世界拒之门外。旁观者再清，作为当局者，她还是花了一点时间才明白过来。最大的问题是，她从没和谁真正建立过任何亲密关系。动完手术后，她再也不能用肥胖来"保护"自己了，到时会发生什么呢？我有些担心。她要如何和别人建立一种正常的亲密联结？她会如何理解和处理来自童年和成年初期挥之不去的内疚、羞耻和挫败感？对她而言，手术只是故事的开端，远非幸福的结局。

我向她推荐了认知分析疗法。这个疗法介于认知行为治疗和精神分析之间，通过探索人际关系和家庭互动模式，帮助她知晓她的情绪根源是什么，从而找到更实际的对策来改变她的行为。我上一次见到她时，距离她动完手术有几个月时间，她明显变苗条了，只是新的生活和人际关系还在逐步建立中。困扰她的不只是那场袭击，还有她因此产生的信念——她是个坏女人，她引诱了犯罪者，也许这一切都是她活该。这种想法让人听不下去，换任何理性的角度来看都说不通。没人活该被袭击，应该被谴责的是行凶者。可是，我们每个人对自己和周遭世界都会有各种信念，其中有许多信念是与逻辑相悖的，但很多人却一辈子听之任之。面对自己的人生，我们并不理性，还常常被自相矛盾的不合理信念裹挟。某些时候，这样的信念可以帮我们无视自己的弱点，执着地追求成功；可另一些时候，它们也会令我们画地为牢，就像莉娜那样。

我在精神医师的职业生涯中发现，要理解人性，从而理解患者，没有比时间更好的导师了。拳击手迈克·泰森有句名言："每个人都说心里有谱，直到他们吃到一记老拳。"谁都能站在道德制高点上对别人的体重评头论足，好为人师地说教。只有当生活给你一顿毒打，打得你东倒西歪的时候，你才意识到，原来自己也会如此脆弱，如此缺少安全感。对于肥胖症，人们通常认为是缺少自控力造成的，是道德感薄弱或品质不佳的表现。在他们的想象中，肥胖症患者只需凭借意志力来更好地控制住自己，就能成功减肥。许多患者告诉我，他们知道大家就是这么想的，自己也内化了这种想法。于是，他们眼中的自己也就成了别人以为的那样——懒惰、意志力薄弱，结果导致他们的自我感觉更糟糕。然而，饮食和肥胖的驱动因素是非常复杂的。毫无疑问，肥胖症是有基因遗传因素的，其实任何复杂的生理特征都和基因有关系。但正如营养不良或疾病可能改变一个人的身高一样，肥胖症也远不止遗传因素的影响。食品的定价和供应是重要因素。相比汉堡、甜甜圈那样高饱腹感、高热量的食物，健康的餐食要贵得多。同时，心理因素也会产生实质性的影响，既会从根本上促成肥胖症的发生，也会加重伴随着肥胖而来的挫败和无望感。如果不去从心理上理解患者，我们何以理解他们由内心外化出来的身体问题？更重要的是，我们何以认为能治好他们？我想起了童年，那些堆放在客厅书架上的瘦身杂志；我想起了姨母珀尔，还有让她饱受困扰并最终困住了她的体重问题。我体会到，生活让我变得更忧伤，却也让我更睿智，更不急于对他人下定论。医者若非智者，医学不过愚知。

第九章
健康观念

我小时候,祖父走得早,要是父母不在,祖母就会来跟我们同住。据她所说,她的娘家人在1900年前后从罗马尼亚和俄罗斯来到英国,前往北方小镇谢菲尔德生活。她的家族有一个分支,一连出了好几个当拉比的族人。祖母告诉我,童年的她在安息日去探望祖父母时会遵循清规戒律,比如不能调节灯光,不能写字,不能做饭。("安息日那天就算炉子上的炖菜咕噜噜地冒泡,我的祖母也不吃一口,一整天就喝柠檬水,吃哈拉白面包"。)祖母是在英格兰长大的,她也说意第绪语,讲起话来带着一股浓浓的意第绪味儿,生趣十足。为了找到用英语表达不出的感觉,她常常说着说着就跳到意第绪语去了。我从小耳濡目染,也学了几个一知半解的意第绪词儿,直到上大学才知道,有些词儿压根不是英文来着。

我的祖母会煮一锅浓汤,里面加玉米淀粉、布丁、肉汁和土豆饼,然后盯着我们几个孩子吃。我们刚舀起最后一口汤汁,往鼓鼓囊囊的嘴里塞时,她便忙不迭地把碗碟拿走,再添上一些。

到了甜点时间,她会端上镶嵌着葡萄干的土豆烙甜饼,让我们蘸着肉桂粉和砂糖吃。我们道谢后,她会露出骄傲的神情说:"整顿面糊,只打了一只鸡蛋哦!"她其实并不拮据,可骨子里还是个东欧小镇的犹太女孩,舍不得在自己身上花钱。她每次过来照看我们,要待一个礼拜的时候,最先从车里搬出来的必定是一个大纸板箱,上面贴着"混合碎饼干"的标签。盒子里散装着因为各种原因碎得七零八落的饼干,因为通不过当时的饼干质检而被装箱处理。这些次品饼干在当地超市低价出售,然后被我的祖母成箱成箱地买回去。

在鸡毛蒜皮的家庭琐事间隙,祖母会坐在厨房的餐桌旁,平静地拿饼干蘸着茶品尝,虽然饼干有点儿变味儿,上面还沾着其他饼干的碎屑和糖粉,味道像是在嚼硬纸盒。到了晚上,我光着脚穿着睡衣下楼来啃几块饼干(饼干箱似乎永远不会空),这能让难得激动的祖母跳起来:"你看看你,袜子也不穿就下地跑。你会送命的!"即使我只有十岁,也知道感冒是从别人那里传染而来,不是因为不穿袜子光脚得的,可这个道理跟祖母完全说不通。在她看来,感冒由脚入是个不争的事实,光脚踩在冰冷的地砖上就等于不要命了。她类似的观点还有诸如:离电视机太近会过早得近视眼,吃面包皮头发会变卷,以及喝鸡汤能治病。

我的祖母活了102岁,她从不觉得自己老。有一次出门度假时,她批评酒店的台阶太滑,理由是"会让那些老年人摔一跤的",压根儿没把自己归入老年人行列。祖母这代人不会去聊自己的感受,喜怒不形于色。关于她的实际年龄,她一辈子都讳莫如深,以致谁都不知道她到底多大岁数。她报了三个不同的出生年月，分别给家庭医生、社保局和医院。如果有人信了她报小十岁的年龄，或者恭维她看上去比实际年龄年轻，她就会很高兴。祖母百岁诞辰时，按照传统，英国女王给她发去了贺电，她却置之不理，含含糊糊地说肯定是哪里搞错了。就这样，直到我陪父亲去给祖母办死亡证明时，才知道她真实的出生年月日。

虽说她对健康有一些略微奇怪的理念，可她对医生却抱着一种笃信。她去见全科医生时会翻出最体面的衣服，盛装出席。她会对医生的俏皮打趣报以恭敬的笑声，一丝不苟地遵照医嘱，哪怕与自己的观点相左，医生说的话在她这里是不容置疑的。简而言之，她对健康是有一些奇奇怪怪的认知，比如不穿袜子会得病，但她还有一个更高的理性原则，那就是千懂万懂，医生最懂。所以她的健康观念无伤大雅，甚至还挺幽默，另外她也绝对不会当着医生的面草率地说出来。

十八年来，据我对精神科诊所的观察，医生的意见很少有不被质疑的。除对诊断结果的正常担心外，人们各种不尽相同的健康观念变得越来越尖锐和武断，这影响了医患之间协商和开展医疗服务的方式。越来越多的病人来我的诊疗室，告诉我他们希望在咨询结束后获得一个什么样的诊断，而这种自我诊断其实已经在改变他们的生活和社交方式了。他们可能已经加入了病友群，成为这个诊断的倡导者。越来越多的人来找我是因为他们自认为患有自闭症、双相情感障碍、成人ADHD（注意缺陷多动障碍），这些诊断在过去会被污名化，是人们避之不及的。学业完成不好的人可能会给自己下一个阅读障碍症的诊断。在我的慢性疲劳综合征的门诊里，人们要求做莱姆病检查的情况越来越司空见惯，他们认为这是起病原因。(他们甚至从没去过莱姆病流行地区。每每让我惊讶的是,怎么有那么多人记得,蜱虫叮咬过的患处周围会出现靶型皮疹,这是莱姆病最典型的特异性标志,但最终他们的检查结果是完全正常的。)

放在过去,身体柔韧、肢体灵活只能说明这个人擅长瑜伽和体操,可现在这样的人会担心自己是先天性结缔组织异常(这种罕见的异常会影响身体结缔组织,导致关节过度灵活)。在以九月一日为新学年开学日的学校里,八月出生的孩子(班上年龄最小的孩子)被诊断为注意缺陷多动障碍的比例要远高于在九月出生的孩子(班上年龄最大的孩子)[1]。换句话说,年龄小的孩子和年长的孩子相比本来就不够成熟,这种因为年龄而产生的自然差异却被拿来与心理问题混为一谈。

在我们当下的文化里,到底是什么推动着这种变化,让各种诊断加速蔓延?首先,医疗从业者必须好好地正视自己,扪心自问,不断增加的诊断数量,尤其是那些本身就模棱两可的诊断,是不是真的在为社会的最大利益服务?《美国精神障碍诊断与统计手册》(DSM-1)在20世纪50年代出了第一版,旨在涵盖所有已知的精神疾病,列出了128种类别,共132页[2]。而当前的第五版修订本于2013年出版,已经成为区分541种诊断类别,厚达947页的大部头。貌似在过去的六十年间,你可以罹患的精神疾病多了413种,用常识想一想就知道有多离谱。

这使得诸如丧亲之痛这类正常的人类体验也悄悄潜入了诊断词典里(因丧亲带来的抑郁首次被《美国精神障碍诊断与统计手册》第五版收录)。自闭症谱系障碍也是一样,越来越多的人戴上了这项帽子。可以被纳入诊断标准的东西越来越多,而越来越多的正常情绪或正常表现也被持续贴上疾病的标签。如果每一项症状、每一种感受都被拿去诊断,我们的自主性就会被削弱,把本该对自己的健康和行为担负起的责任往外推卸。而整个社会都在鼓励这种趋势。人们似乎需要用一个诊断来解释或合理化自己的行为,哪怕这些行为大体上都落在"正常"的边界内。此时,寻求诊断就可能造成真实的危害,人们在不必要的情况下去求医,被动接受不必要的医疗干预。虽然患者可能因此觉得他们的症状是疾病引起的,不是自己的错,但这同时也意味着,他们确信自己是无助无能的,这种想法对心理健康非常不利。我们很难知晓,人们用诊断来验证自己每一丝感受和情绪,到底是医疗行业驱使的,还是说医疗不过是公众情绪的折射,但不管是哪一种,都踏上了歧途。

自我诊断的人越来越多,原因除医疗疾病的名头越来越多外,还缘于一个误区:诊断疾病是个简单明了的事情。我们生活在一个对专家越来越不信任的时代,这种不信任感已经在英国和更多西方国家的公众意识里渗透弥漫,并且正在政客的鼓动下滋生助长。对政客而言,不信任专家的原因很明了,让任何质疑他们才智的专家笼罩在疑云之下,就可以淡化关乎他们政策的不利真相。英国的资深政客迈克尔·戈夫有句名言:"我认为本国人民已经受够了专家……那些人号称他们懂得怎么做最好,却屡做屡错。[3]"这番表态直击民众情绪的穴位。然而,这种情绪引发的合理后果就是所有人都可以加入这场自由混战,无论是谁,只要有观点都可以成立,哪管他是否具备特定的专业能力。就医学领域而言，互联网上能查到的全部医学信息都不足以构成一个明智确凿的医学观点，很容易得出谬论。下一个医学诊断其实需要耗费大量的时间，依赖于充分的技能和经验。丹尼尔·卡尼曼在《思考，快与慢》一书中讨论到专家与业余人士的判断正确率时，说"专家的准确直觉来自长年累月的实践，而非拍脑袋的快捷思考"。[4] 他的观点应该是对的。长期的实践正是资深医师所具备的，这也是为什么问诊资深临床医生要胜过业余的自我诊断。这让我想起一句老话：觉得专业人士太贵？那你试试业余的。

说到自我诊断，就得提一下与它相关的邓宁-克鲁格效应。邓宁-克鲁格效应是指我们对一件事知晓得越少，就越会高估自己做这件事的能力。邓宁和克鲁格在研究中发现，那些在幽默感、逻辑或语法测试中成绩不佳的人被问起完成得如何时，都会显著高估自己的表现。[5] 看来人类就是具有这样的偏见，在知之甚少的事情上高估自己的能力。在无知的状态下，在一个不熟悉的任务面前，我们觉得搞定它是轻而易举的事，只需稍作实践，或在网上读几篇文章，就足以掌握诸如飞行员或精神科医生这种级别的功夫。这是因为我们对自己无知的程度全然无知。而一旦人们获取了更多知识与经验，就能更清楚地意识到当初对自己能力的打分是极度虚高的，从而逐渐领悟要储备多少知识和经验才能获得真正的能力。克鲁格和邓宁的研究结果也确实如此，研究对象通过提升技能，开始觉察到自己能力的局限。

几年前，英国政府有项提案，建议允许全科医生开设皮肤肿块门诊。如此，全科医生就不必把轻度皮肤瑕疵的患者转介至当地医院，可以自己为患者在局部麻醉下动这个小手术。表面上看，这个提案很合理,可以节省患者漫长的候诊时间,还能让外科大夫腾出空儿来做更大的手术。大众也是一片叫好附议。《每日电讯报》随后刊登来信讨论这一举措的利弊。一位经验丰富的外科大夫的一封信把这件事捅了个底朝天。他指出,从技术角度来看,切除皮肤肿块的小手术难度不大,用不了多久就能学会;可是,比这个手术难度大得多的是,知道哪些皮肤肿块不用手术,而这部分恰恰是他花了一辈子才学到的。

一知半解是件危险的事,这也符合我们的常识。没有全面考虑隐患就径自行动是愚蠢的。我自己的接诊经验也确实如此,人们懂得越少,就越确信自己是对的。在"人人的观点皆可成立"的普遍观念下,医患交流的方式在这些年间已经发生转变。现在,我在面诊中要花很多时间来讨论病人自己带来的各种其他诊断。有些诊断的论证还有些价值,其余许多则非常牵强。有时即便我很肯定要采用哪一套诊治方案,还是看得出来我的论证没能说服病人。就算医疗团队给病人做了全面的检查并让他们出院,也很难让病人打消自我诊断的疑虑,去信任医生积攒了几十年的专业能力。他们的患病经历会再持续数月,因为他们会自行转诊去更多医院做更多检查,最终常常在一番周折后又转回到我的诊室。

对个人而言,自我诊断可以把一个健康的正常人逼得对身体忧心忡忡、对医生将信将疑。况且,一个人说自己是病人,他的家人和工作都会受影响,影响不容小觑。更令人担忧的是,一方面是对专家的不信任感,另一方面是膨胀的个人诊断能力,两者结合起来就会在更大范围影响公众。这已经造成麻风腮三联疫苗接种大幅减少,引发了一场公共卫生危机。2019年,美国疾控中心报告了31个州共1282起麻疹病例，这是自千禧年以来最高的病例数字[6]。欧洲的情况更糟糕，仅一年多病例就超过了十万例，世界卫生组织称病例数已到达"警戒水平"[7]。可别忘了，麻疹绝不是什么小毛病。麻疹疫苗问世于20世纪60年代，在此之前大多数孩子都得过麻疹。美国每年有三百万到四百万左右的儿童感染麻疹病毒，其中有四万八千名儿童住院，一千名儿童患上脑炎（脑部肿胀），四百至五百名儿童死亡[8]。

与之相关的一个问题是替代医疗。替代医疗的健康观念形成了两个截然不同的心态，一头是无害的，是对正规医疗的有益补充，而另一头则沦为赤裸裸的阴谋论和妄想症。医生们一般都把替代医疗视为蛮荒的西部世界，这是一个非常缺乏监管和规范的保健体系，可能带来危险，尤其在临床症状被误诊的时候。即便在最好的情况下，替代医疗对人体运作机制的诸多理念都与公认的科学相悖，对疾病的理解过于简化，用自己特定的理论来自圆其说，却与实际证据不符。所谓的"生物学合理性"原则是指，我们对疾病的解释得让了解人体运作机制的人听起来是说得通的，而替代医疗做不到。但正因为它对疾病的解释过于简单，使得它的种种理论很容易让人理解，表面上看还挺有吸引力。这些理论有时很符合直觉判断，这就好比说，如果你眺望着沙滩最远处，直觉也会告诉你，地球是平的。我们希望生活简单易懂、直截了当，符合已知可预见的规则，而替代医疗所提供的治疗正对我们的胃口。它可能会说，你的精力没调节好，或者你需要稀释一下致病源。兜售各类疗法的网站充斥着貌似科学的信息，实际上只是用所谓科学来遮人耳目，外行很难分辨什么是伪科学。有时，替代疗法的主要卖点是"纯天然"，可照这么说，蓖麻毒素、结核、炭疽病毒也是"纯天然"的。

当我问病人是否服用非处方药、补品或者日常膳食补剂时，他们常常面露尴尬。他们担心医生会认为这是在抗拒医疗，是在驳斥医生的专业性，也确实有医生是这么想的。但是，医生应该要好奇的是，病人为什么采用替代疗法。对于令人不适的回答，医生需要有心理准备，而相关的细致研究却很少见。有一项研究显示，受教育程度高的人在选择替代治疗的数量上有所上升，这些人觉得替代治疗更吻合自己的世界观或对健康的哲学态度[9]。虽然在这项研究里，替代治疗并没有特别被当作对传统医疗的批评或不满，我还是忍不住会这么想。在我的经验里，人们面对他们觉得医学处理不好的问题时，更倾向于采用替代治疗。这些问题包括眩晕、慢性疼痛，以及疲劳和焦虑。诸如此类都属于非特异性症状，要医好它们并非易事。而病人看过医生后会觉得恼火，觉得医生不相信自己、不以为意，这是因为这些症状鲜少能被归为某一个明确的诊断，从而制定出治疗方案。医学在决定何为"真正的病"这件事上，往往会无视那些说不清道不明的东西，也就是那些似乎在根子上缺乏生物学基础的病痛。像眩晕这样很难查明的症状，因为症状是种主观感受，用科学的方法来诊断就很尴尬。在这种情况下，就算医生没有草草打发病人，最多也只能耸耸肩表示爱莫能助。

医生一般都不愿意承认自己解释不了病人的临床表现。医学训练着重于解决问题，医生的自尊心牢牢建立在理解和解决问题之上。无从解释的症状、无法好转的患者、无从谈起的治疗方案，所有这些都让医生感觉是一场失利。我们对失利的反应各不相同，但最终往往以责怪患者收场，而不是坦诚相告，我们对人体的理解其实也有限。或许患者的症状并非真实，或许患者只是有点"神叨叨"，但不管怎样，他们都不难觉察到医生口吻的变化，从而断定只有在常规医疗机构之外问题才能得到更好的处理。

相形之下，患者们在叙述去找替代治疗师面诊时，最重要的一点并没有落在自己的治疗，而是落在一个相同的主题：这些治疗师似乎在倾听他们，花时间陪伴他们，同情他们的感受。所有这些都是医生在遇到含糊又难治的主诉时不愿意做的。而且，替代治疗师最终提供的治疗大多是不相干的。人们去他们那里是为了全程的体验，而不仅仅为了治疗。然而，据美国国家卫生统计中心报告，美国人每年为替代医疗买单300亿美元，花在天然保健品上的钱总计128亿美元，是处方药花费的四分之一[10]。这些数据本身已经直指问题关键：医学没能提供给人们某样东西，抑或是没能让大众信服医学提供的疗法要优于其他类型的替代疗法。

我常常感到惊讶的是，替代医疗行业没有被冷嘲热讽，不是说医生没有，而是普罗大众竟然没有多少怀疑的声音。制药行业向来被认定是穷凶极恶的，眼里只有利润，不可信赖。而替代医疗行业似乎在牟利上更不知羞耻，这一点却几乎无人提及。诚然，它的疗效确实有人诟病，可这个行业在整体上却被莫名视作天真纯良，只是误入歧途，而非贪婪吸血。

理性的人还是居多，他们会基于实证做出关乎健康的决定，或者听取专业人士比如医生的指导，相信医生对研究证据的评估。我们知道，有些人，比如我的祖母，可能抱有一些稍微奇怪但无伤大雅的健康观念，但到了关键时刻，他们会力挺医生来搞定问题。然而，在这个被消费者驱动的医疗时代，人们的健康观念日益分裂，敬畏心也日渐消散。医学没有给予大众所需要的东西。我忧虑的是，这对医疗行业的未来和大众的健康究竟意味着什么。

第十章
医学之谜

某天早晨的上班途中,我搭乘的巴士正行驶在伦敦大桥上,医院的一名内科医生给我打来电话。那是我们头一回对话,此后我们的友情在几年里生根发芽,但那次纯粹是谈公事。他跟我讲了当时正在住院的病人加里的情况,征询我的意见。二十四岁的加里在前一年最初因腹痛去看了家庭医生,随后因为轻度头痛和眩晕再度就医。家庭医生让他验了几次血,结果均为正常,于是把他转介到医院内科进一步就诊,但加里并没有去。

接下去的几个月里,家庭医生连他半个人影都没见着,可他在那期间却至少六次出现在各家急诊科里。他去急诊时浑身冒汗,头晕眼花,整个人虚弱不堪,最后两次在急诊科里还癫痫发作。加里因此被收治入院,他却说需要回去上班而自行出院了,连身体检查都没有做完。

这一趟,急诊科又将他转至住院部。加里主诉头晕不适,伴随持续腹痛,精神无法集中。他到医院时突然抽搐并陷入昏迷。他在急诊科时检查出低血糖,静脉注射了葡萄糖后很快好转,随后被收治入院做进一步检查。医生怀疑加里患有罕见的胰岛瘤，这种肿瘤会分泌让血糖下降的胰岛素。胰岛素不足会导致糖尿病，而胰岛瘤却会产出过量的胰岛素，导致血糖下降过快，于是引发了加里身上的一系列症状。

但检查结果让医生倍感挫败，因为常规的验血报告看起来并不符合上述诊断。然而，第二天晚上加里的癫痫再次发作，他和前几天一样不省人事，在静脉注射葡萄糖后再次苏醒。医生们开始担心他了，心里犯起了嘀咕，于是正面询问加里，出现如此严重的症状时他究竟做过什么，可加里却咬定自己什么也没做。

几天后，加里再度大汗淋漓，神志不清。那时医院已经让护士盯着他，护士迅速按下警报器，随即注意到在他扭成一团的床单里有一盒药片。她立刻认出那盒药片是治疗糖尿病的处方药，用来刺激胰岛素的分泌。没人知道这药是怎么落到加里的手上，不过，他为什么会发病的原因终于说得通了：原来加里一直在服用这些药片，故意把血糖降到很低，置自己的生命于莫大的危险之中。

铁证如山，医生再次跟加里确认，问他究竟有没有做过危害健康的事情。起初，他坚称自己什么药都没吃过；到了后半日，他忍不住向护士坦白了。他去探望祖父时在公寓的浴室柜里发现了那盒药片，忽然心生一计，把药片藏入口袋。于是就有了那一连串就医风波，直到危及生命的地步。医疗团队虽然解开了谜团，却又遇到了新问题，不知道怎样才能让他安全出院。

我见到加里时，他穿着医院病号服，坐在床边的椅子上。看上去，他并没有因为之前的事情有哪怕一丝内疚，就算有，旁人也看不出来。我问了他的个人经历，他说自己是在伦敦南部某个统建住宅区长大的，童年过得很不快乐。他说的地方我碰巧知道，是一片庞大的住宅地带，位于伦敦市里的旧城区。我有几次开车经过那儿，甚至在那里还发生过一次交通事故，就在加里住的街区外边。（我记得当时坐在连着公寓的矮墙上，一脸愕然地揉着后颈。有个男人从四楼的窗户里探出身子"喂！喂！"地喊着。他操着一口浓重的牙买加口音："喂！"我扭头向上看，脖子疼得我龇牙咧嘴。"喂！你！"他冲我喊着，"你伤到颈椎喽！"）

加里的家庭背景很复杂。他的父亲跟他母亲相好时就有其他情人，分手后还有好几段情史，现在回牙买加待着，加里有好几年没见过他了。加里知道的同父异母兄弟有两个，但不怎么来往，连上次跟他们说话是什么时候都不记得了。

父亲走后，加里的母亲又跟了人，一个让加里瑟瑟发抖的男人。加里向我回忆起小时候，继父夜归时几乎总是醉醺醺的，他一听见继父回家就躲进卧室蜷缩起来，担惊受怕。哪怕是一丁点儿小事都能让继父发酒疯。有一回，他闻到一股煎培根的味道逼近卧室，接着是继父找不到面包，把碗橱砸得砰砰作响的声音，就因为面包被加里吃了。他把自己裹在被子底下，知道又逃不过继父的一顿拳脚。母亲从没站出来保护过他，因为她觉得站在男人那边要比站在儿子这边更安全。这一点加里既理解，又痛恨。

在学校里，加里的日子也很难熬。他很少结交朋友，远离校园生活，不管是文体活动还是社团都一概不去，只想一个人待着。他渴望得到家人的呵护，可既然那是奢望，不如就当一个隐形人吧。他从没觉得这辈子能有什么成就，抱负和志向也寥寥无几。

离校后他试着找活儿干，在建筑工地里打过几份零工，偶有稳定的工作，却被糟糕的身体状况打断。他开始出现腹痛，去看过几回家庭医生，但医生似乎并不怎么担心。加里告诉我，他就是在那时发现糖尿病药物，随即"灵光一现"——如果此药可以让自己出现真实的症状，那么医生就会更当回事儿。他一服药便一发不可收，根本停不下来了。

他说不上来究竟想从看病的过程中获得什么，我问他是不是为了能得到医护人员的关心和照料。一个人童年被忽视冷落，有这样的想法情有可原。他耸了耸肩，似乎不清楚自己的动机。我追问他是否意识到乱吃药有多危险，话音刚落，我觉察到加里对治疗的态度开始动摇。

之后的几个月里，他返回我的门诊继续接受了三次治疗，可他来的目的却令我费解。面对我抛出的问题，他都死气沉沉地应付着，治疗没有任何进展，只剩断断续续的提问和潦草的回答。除不幸福的童年外，他对理解自己的行为没有任何好奇。更让人担忧的是，对自己行为的后果，他开始轻描淡写，说低血糖太常见了，不觉得有多大的问题。就这样，他失去了入院后短暂的治疗机会，我也没能借此帮到他。不久，加里便不再来我的门诊。想到以后会发生什么，我很替他捏把汗。最有可能的情况是他继续故意吃药，在不知情的别家医院里，冒着一切风险，上演同样的剧情。此后，我再也没见过他。

加里的情况的确很有戏剧性，然而有证据显示，其实还存在很多和加里相似的案例，临床表现较为寻常，案主虽然反复去看医生，却诊断未果。这是医疗行业的建立和运行机制造成的。医生们喜欢将自己视作侦探，凭借技术、直觉、洞见的结合以及做临床决策的魄力，直捣问题症结，一举破解无人能懂的谜案，随后再经过东一榔头西一棒槌的摸索，整出一套众人压根儿想不到的治疗方案，且效果奇佳。此时，面对感激涕零的病人和一脸敬畏的同事，医生只是慵懒地抬起一只手，淡然示意"不必谢"。与循证医学不同，这种被戏称为"孤胆英雄"式的医疗是众多医生梦寐以求的。可惜，如此梦幻的一幕虽然在《急诊室》《豪斯医生》等诸多医疗剧中频繁上演，深入人心，但在现实中却几乎已经销声匿迹。

循证医学是现代医疗实践的基准。所谓循证医学，是指以适用于某种疾病治疗方案的最佳证据为依据，遵循能体现最新研究成果的医学方案和指南。若有研究不充分的地方，意见领袖、专家牛人会从各自专长出发补充指导方案，在缺乏明确证据的情况下，尽可能为相关的临床实践贡献智慧。循证医学的推广和普及不是为了阻止人们在需要时做英雄主义的事情，而是为了阻止那些特立独行的医生一意孤行。特立独行者在医疗界并不少见，他们常出于好意，却往往武断行事，误入歧途，在脱离证据的情况下生成出一些关于疾病和治疗的所谓理论，与主流观点背道而驰。最糟糕的是，其中有些人以富有远见卓识的改革先锋派自居，可实际上是他们自己医术不行。甚至在水平还说得过去的正常临床案例中，我这些年也"见识"了好多医生在毫无实证的情况下给病人开处方，仅凭一己之见，凭着前上司也这么干，或者声称自己亲测有效。对于这样的行医态度和方式，我们的确应当予以劝退。人们满怀期待地认定有些治疗应当起效，却在临床中疗效全无，此类情形在医学史中俯拾皆是。

举一个近一点的例子：对背痛的治疗。在我还是医学生那会儿，标准的治疗方案是休息。背不好就卧床静养直至自愈，这个解决方案在每个人听来都很合理易懂。它被当成不证自明的真理，几十年里从未被质疑过，可能也根本没被多少人琢磨过，直到有人研究发现这个医学建议不仅无用，而且有害。事实上，对大多数背痛而言，治疗方法恰恰应当反过来。研究显示，如果你希望僵直的背能好转，那么只要条件允许，就要让自己动起来，多下床活动，这点至关重要。老样子，这个研究结果一出，先引来质疑，随后遭到反对，到了今天则已成为不言而喻的真理了。

随着循证医学的发展，医疗也逐渐趋同，临床实践在许多西方国家越来越走向标准化。行医指南、共识声明和医疗方案数量激增。从一方面来说，这是件好事。无论病人去哪家医院，或者居住在哪里，他们接受的都是同等质量的治疗。治疗标准化，遵循高质量的实证依据，那么治疗结果也是可靠的，这很好理解。一旦明确诊断，采用循证治疗是要远胜于医生个体受偏见和个人特质影响的不稳定的治疗行为。在被转介给我的病人身上，我目睹过那类医生造成的伤害。

然而，循证医学也有它的缺点。缺点之一在于它所追求的一致性可能会扼制医学的进步。倘若当地的问题能推动当地发展出自己的解决办法，往往也就推动了创新，因为在一个国家的一个地区、一所医院或某一特定的患者群体身上有效的治疗方案，在其他地方效果未必如意。即便各种研究表明了某个方案在大组人群中有疗效，它们却并不一定能体现出在亚组患者群体或个体之间的疗效差异。虽然遵循医疗方案能获得更可靠的结果，可在此基础上所做的研究往往是在理想化的场景下开展的，事先把可疑的诊断和更复杂的病例剔除在外。因此，医生也不能将这些研究结果一概而论地套用到来自己跟前就诊的患者身上。况且，在治疗上保留一定的自由度也是为创新提供了空间。你当然希望医生对所有的规则和指南都了然于心，但也不想看到他们只一味盲从而不敢越雷池一步。

而循证医学最大的劣势在于对指南的依赖可能会导致批判性思维的缺失。一旦依照指南操作，你会发现自己很容易被其中的算法吸引：先按第一套步骤操作，如果不起作用，再跟着流程图到下一套步骤，稳步调整药物剂量，逐步替换药物，直到最后更加玄妙地组合开药。问题在于有很多时候，患者不吃医生开的药，也不愿意让医生知道。据世界卫生组织的一项报告统计，长期病患的药物治疗依从性（病人有否遵医嘱服药）在发达国家中平均约为50%[1]。在抑郁症患者中，服用抗抑郁处方药的人占比约为40%到70%。在澳大利亚，仅有43%的哮喘病人全程遵医嘱服药，按处方使用预防性药物的仅为28%。医生知道这个情况，病人自己显然也很清楚，但在我的印象中，我没有听到一个病人主动承认自己没在吃药，除非被问及，可医生通常不会问。在这种情况下，医疗指南就帮不上什么忙了。当患者来复诊而病情却没有好转时，医生最常见的应对方式就是增加药物剂量，因为他们想到的是药物是否起效，而不是患者有没有好好吃药。

彼时还是医学生的我曾在一名胸科医生手下干活。他曾经做过这样一个研究：他告知哮喘患者，他们的预防性吸入器里装了一个微型芯片，这个吸入器一天要使用两次。他想看看，这些患者是否按时按量地使用这个吸入器，它可以让患者不必用到专门缓解哮喘的吸入器（只有在哮喘恶化时才需要使用后者）。他发现，患者都说自己是一天两次按时使用吸入器的，因为他们知道吸入器的芯片会做记录。可他们不知道的是，芯片也会记录吸入泵被激活的时间，而不仅仅是激活的次数。从芯片下载的数据显示，许多患者在见他之前的候诊室里反复按压吸入泵，从而让吸入器的使用次数达到要求，形成一天使用两次的假象。

医疗指南最受人诟病的还是"垃圾进，垃圾出"的工作原则。我们不能指望把汉堡肉放进搅拌机能变出牛排来吧。这就是医疗指南的问题所在。它可以向全世界提供最佳治疗算法，可一旦诊断先出错了，那么起点就是错的，照章办事只会让你偏离正确的路径越来越远。

确诊这件事恐怕比人们普遍认为的更难。你在教科书里看到的病例自然是教科书级别的了，可它们和现实中的疾病表现却经常不相符。真实的病例很可能出现以下情况：症状在很早期时非常不明显，患者只强调特别担心的症状而忽略了其他症状，医生也可能因为过度关注近期漏诊的疾病而顾此失彼。以上种种都会把病人引入治疗的歧途。还有一些诊断，比如像加里这样不寻常又令人费解的病例，多数医生终其一生都不会去确诊，虽然这类病人比我们想象的要多一些。

加里的情况被称为做作性障碍（Factitious Disorde），此类疾患在所有住院病人里的占比据说达到了1%，但以我的经验判断，目前的确诊率远没有那么常见[2]。做作性障碍患者故意制造症状表现。要制造疼痛一类的症状，相对来说还挺容易。而像血尿之类的其他症状，患者就得稍微花一点心思。比方说，他们得先把尿液装入取样杯，然后找一个隐蔽的地方把手指扎破，弄一滴血到尿样本里。尿检对微量的鲜血非常敏感，所以用不着做得太显眼。尽管这一类行为被命名为做作性障碍，但在症状表现极端和顽固的情况下，我们通常称之为"孟乔森综合征"（Munchausen's Syndrome）。

孟乔森综合征一词来源于孟乔森男爵这一虚构小说人物，故事部分取材于18世纪一位名叫希罗尼穆斯·冯·孟乔森的德国贵族，他因吹嘘自己的作战功绩而为人所知[3]。孟乔森男爵喜欢大谈特谈他当兵和冒险的奇遇，说得煞有介事、神乎其神，比如他曾骑着炮弹飞了出去，还抓着靴襻把自己从沼泽里拔了出来。这些吹牛皮的故事在旁人听来不过是无稽之谈，男爵却似乎深信不疑。孟乔森综合征患者也可以把故事讲得有理有据，至少在一开始是这样，医生若不留神，就可能导致一场医疗灾难。

医生为什么很少下这个诊断呢？首先，医生迫于时间有限，通常都是直接听病人的陈述来判断病情，因为我们接受的就是这样的训练。伟大的"现代医学之父"威廉·奥斯勒医师就曾说过："倾听病人吧，他正在告诉你该怎么诊断。"我们往往不会认为病人会存心误导医生。另一个不可避免的因素是医生不想一脸尴尬（还费时）地质疑病人的陈述，这是个需要耐心的技术活儿。即便我们知道，确实偶尔有病人故意制造症状，比如弄伤自己来装病，或者干脆捏造症状，可我们很少认为那就是自己眼前的病人。

为什么有的人要这么干呢？原因不明。我问过患者，大约一半的人都斩钉截铁地否认，哪怕医学证据确凿无疑地证明他们的陈述在医学上是不可能成立的。而在那些能够承认自己所作所为的患者中，只有一小部分人是积极配合治疗的。我接治过的某些确诊了孟乔森综合征的患者堪称我整个职业生涯里最棘手的病例。不是全部患者都这样，但在很多患者的人格深处，隐匿着不为人所知的相当阴暗的一面。

我第一次遇到这个病症时还是个医学生，跟随值班医生学习，正好轮到了外科。原本在教学医院的舒适区里待着的我被扔进区级医院，就跟下凡到人间一样，那里人手短缺，人情味倒是多了不少。我发现，外科并不如大家以为的那样令人向往。作为医学生，我的角色大体可以用一个词概括——"打杂狗"。我几乎都靠在一旁观察手术来学习，代价就是递东西、搬东西、听候实习医生差遣，而他们也不同程度地被资深专科医师和顾问医师呼来喝去。至少在那时，外科的思维方式是接近于不活跃、不思考的。

对医学生来说，能在手术室打杂是种殊荣，但这种热情很快会被浇灭。一上来先是被手术助理护士当众呵斥，在洗手或穿戴手术服和手套的过程中，消毒技术稍有不到位就会被挑错。一旦清洁完毕后，绝对不能挠鼻子或者摸任何地方。可手术服一上身，我就热得嗞嗞冒泡，真是尴尬。热气在手术口罩里吸进呼出，汗珠在皮肤上往下滚，痒得要命，却怕弄脏手而没法擦。

菜鸟的兴奋消退后，你会发现手术室里最大的问题是无聊。随着手术缓慢推进，主刀医生不是兴高采烈（说明进展顺利），就是随时要发飙的样子（说明不顺利），反正氛围总是让人不自在。

他们发脾气时，大家自然提心吊胆，可兴高采烈的暴君也好不到哪儿去。总之，手术室的气氛常年阴晴不定。手术室里最后一个问题是胳膊酸。我通常被安排去拿着牵引器，好让肝脏、肠子之类器官不挡住手术视野，方便主刀医生看得更清楚。一直保持这个固定姿势很不舒服，我只好换个手，就像换手拎行李箱那样，还得努力在换手时不让肠子跑回去。有时我会在脑海播放世界杯决赛最后的射门画面，或者沉浸在中彩票的白日梦里。不止一回，外科器械敲在我手指关节上，把我拉回到手术现场，低头一瞧，肠子已经脱开了牵引器，正一点点向腹腔滑去。

在我的这段实习期间，外科病房住进了一名男性患者。他主诉腹痛，即便我那时还是个学生，也觉得他的陈述不太对劲。可忙碌的外科医生们似乎只对确凿的医学事实感兴趣，并不在意患者讲述的细节，所以没有提出什么质疑。患者有重复手术史，据他说都是在国外动的手术（我觉得是他编的），如此便没法儿查到病历。他说自己是在船上工作的，船出海了，这样一来就没人能印证他的健康问题。自然了，医生也没法联系他的家属和朋友。他腹部上的刀疤纵横交错，而他给出的解释却前后不一。最后，为了一探究竟，医生还是给他动了开腹手术，试图找到他剧烈腹痛的根源。

几小时后，他回到了病房。这一趟开腹检查，医生仍然一无所获。即便刚挨了一刀正躺在病榻上，可关于自己的病史、个人情况以及任何可能有用的诊断信息，他依然避而不谈，或者讲述前后矛盾。他甚至猛地"想起"伦敦有家医院或许有他的医疗记录，在某个火车站点附近。这段"记忆"让整个医疗团队白白浪费了力气。他提供的根本算不上线索，因为伦敦大多数医院附近都有个火车站点，我们把这些医院的名字都报了一遍，却没能让他想起什么。一天晚上，他溜出了病房，再也没有回来。十有八九，以做作性障碍的病情预测，他会在几周后去另一家医院故伎重演。

做作性障碍是医学领域的一片灰色腹地。虽然患者知道自己在故意模拟一些症状，但这跟诈病不是一回事。诈病的人意识得到自己为什么装病，他们有清晰的获益目的，比如能够骗取疾病补助或者保险赔偿，对于自己的动机了然于心。做作性障碍患者也是故意装病，理由却很不清晰，医生不明白，患者自己也说不上来。为什么这些人自愿去经受完全不必要的、痛苦甚至危险的检查和手术呢？人们提出了多种理论来解释这种匪夷所思的行为，我们通常认为，是患者渴望寄生于所谓的"病人角色"。

"病人角色"是美国社会学家塔尔科特·帕森斯于1951年提出的概念，现在普遍被认为是一种社会契约[4]。在这个社会契约里，自觉身体不适的人去医生这里接受检查，医生的诊断认可了这个人病痛的正当性，并且免除其在正常情况下应当承担的社会责任，比如这个人可以休病假不上班。作为回报，这个人必须遵医嘱，力求康复，从而回归到正常的社会角色中去。从医生下诊断到确认个体康复期间，这个人都处在"病人角色"里。人们认为，这正是做作性障碍患者希望永久占据的角色，可以长期生活在医疗工作者的照顾之下。虽然人格障碍通常被认为是做作性障碍的病因，但作为诊断来说还是过于笼统，而且也无助于对患者的治疗。

我第二次遇到做作性障碍患者是在一个冬夜。彼时，我成为医生仅十二个月，申请去了意外急救科，我希望在那儿获得真正的经验，至少能感觉像个真正的医生。在这之前的十二个月里，我得到了非常细致的督导，在此之后，督导只能说是马马虎虎，等进了急救科后几乎可以忽略不计了。到了夜里，我是唯一的医生，从晚上九点到第二天上午九点，我硬着头皮辛苦工作，尽我所能不把事情搞砸。现在想来是多么不可思议，一个刚从医学院毕业的小医生居然是整个科室最资深的一个，但过去就是那样的情况。科室没有人时，我经常跟护士坐在一起玩"猜诊断"的游戏。

游戏规则就是通过观察病人挂号的样子，猜猜他们会得到什么诊断。我可以从房间角落的闭路电视上看到病人。尿潴留的诊断相对容易猜到，因为患者多少都躬着背走路，头上冒汗。我记得有个大块头的苏格兰人就是这样，他喝了六品脱啤酒，回家发现尿不出来了。随着尿意越来越强烈，他醉意未消，满脑子都是膀胱爆炸的恐怖画面，他这才意识到睡一觉也好不了，终于在清晨六点赶来就医。我给他插上导尿管后，他如释重负，抬起头静静地看着我，脸上挂着疲惫的笑容，接着用迷人的苏格兰喉音说："大夫，我觉得我是个有福之人。"话音刚落就倒头酣睡起来。我给他开了一张门诊转介单给泌尿科，随后迎接下一个病人。

在闭路电视上，你会看到各种情况，从拳击骨折、牙疼（医学院从来没教过）、撕裂伤、醉酒、精神崩溃、跌跤、哮喘、心脏病发作到胸部感染、站不稳的老年人、中风，想取暖的流浪汉，浓烟吸入，等等，实在是五花八门，而我的最爱则是周日早餐百吉饼急诊。急诊科设在伦敦北部社区，那里居住着大量犹太人，百吉饼是他们周日早午餐的主食。每到周日，就是"百吉饼特色急诊"的时间，来就医的都是一手拿百吉饼，一手握刀切饼时割伤手掌的患者。

那晚我又在玩"猜诊断"的游戏，在闭路电视上看到一个男人走了进来，托着一边胳膊。这个有点难猜，是骨折，犬伤，还是脱臼？答案是后者，他的一个肩膀脱臼了。第一件要做的事情是拍 X 光片，确认肩膀脱臼，随后帮他复位（把肩膀正回原来的地方）。这里需要给予患者大量的强力止痛剂和肌肉松弛剂，把这只手臂垂在椅背上使劲拉，肩膀发出沉闷的一记声响后复位成功。这是少有的高光时刻，让你感觉自己是真正的医生——妙手仁心，一秒病除。

这位患者并不想先拍 X 光片。身为一个凡事讲究的医生，我不同意这个不寻常的要求。可是，鬼使神差，我竟然被他说服了。一直到现在我都没想通这事，只能称之为魔法了。患者说他曾经有过好几次脱臼，知道是怎么回事。他说他光看形象就知道我肯定会打橄榄球，复位肩膀根本不在话下。此时，我已经忘了自己只有一米七的身高，在此之前从来没人夸过我的体格（二十五年以后也没有）……

用药后，患者看着有点微醺的样子，于是我把他的手臂放到椅背后，稳稳地往后牵引。没反应。我重复着牵引的动作，眉毛上沁出了汗。肩膀依旧没反应。我怎么做都没反应。护士注视着我，心里大概在犯嘀咕：到底是这一届年轻人不行，还是这家伙水平太次。

我停下来，站直了身子，仔细想了想刚才的经过。一个关于胡迪尼的故事闯入了我的脑海，这是我在一位名叫亚伯拉罕·特韦尔斯基的美国拉比（刚巧也是精神科医师）那儿听到的。胡迪尼是著名的逃脱大师，有一次他接受了一个密室逃脱的挑战。随着密室门砰的一声关闭，胡迪尼开始忙活起来。他花了半个小时试图把锁拆开，可不管他做什么、用什么技术，均告失败。胡迪尼终于被打败了！最终，他精疲力尽地瘫坐下来，不小心把门把手给撞掉了。门倏地开了！人们从中悟出一个道理：即便是伟大的胡迪尼来了，也打不开一扇没上锁的门。

我豁然开朗，这一切都说得通了。肩膀无法复位是因为它根本就没有脱位，所以患者才不想拍 X 光片！我开了一张拍片单子给患者，还提了一连串问题。听罢，患者站了起来，因为用了镇静药，他的两条腿无力地打战，就像刚出生的马驹。他颤颤巍巍地向外走去，渐渐消失在伦敦寒冬的夜色里。

我在原地怔怔地站了几分钟。这究竟是怎么回事？身体好好的男人，却假装自己有病？他主动领受治疗的痛苦，冒着镇静药的风险，大半夜跑来看医生——还是个新手医生，却一丁点儿好处都没有，到底图什么呢？

我再次回想起学医时上过的社会学课，书中有一章叫"医患关系"。我想起医患的"合约"关系、"病人角色"，在医学院的殿堂里，这些内容被视为管理医患行为的具体规则。然而，真实世界却复杂得多，充满了不确定性，无异于在暗流涌动的水域泅泳。刚刚离开的那个人无疑是个病人，只不过不是他说的那个病。虽然他主诉的是身体问题，但其实他需要的是精神科的治疗。

这些年来，我见过很多病人在几周、几月甚至长达几年的时间里，以原因不明的身体症状骗了医生。一轮又一轮的医学检查都无法指明问题的症结。病人久治不愈，而那些徒劳无果的检查让英国全民医疗保险承受了巨额支出。医生通常都怕漏诊，这就让那些故意欺骗医生的病人钻了空子，而他们的动机很复杂，往往同其人格和不幸福的成长背景有关。这些病人如果成功说服医生为其动手术，那么手术的后果到最后也可能真的变成他们的健康问题，把情况推向更复杂的一端。我见过的病人有把正常肾脏切除的，有篡改血象报告的，有制造奇怪皮疹的，还有故意给关节注射引发感染的——所有此类病人真正应该看的是精神科大夫，但这样做的人却寥寥无几。很少有精神科大夫有兴趣专攻这个领域，这本身反映出医疗体系在研究资助上的优先排序。雪上加霜的是，这个领域的病人在医疗环境里常常是隐形的，很少被医生识破，他们对医生开出的侵入性检查和治疗不仅不抵抗，甚至还持鼓励态度。

所有这一切都源于我们深信在课本和象牙塔里学到的一切：医学是科学，病人来求医是因为他们希望医生分析病理，明确病因，从而给予他们有效的治疗。我们让自己确信，医学针对疾病的方法就是如此冷静、理性与科学的。可我们却忘了，人们是抱着各种各样的目的来看病的，其中有许多都与健康并无关联。如果痊愈意味着放弃症状的话，不少人并不想痊愈，因为症状是获取医疗的途径，他们真正想要的是一直生活在医护人员的关怀之下，这才是他们的最终目的。真正的痊愈是承认这一切，并积极治疗盘踞心头的精神之痛,而非反反复复地检查身体症状。这些精神疾患大多没有被医生觉察,这多少能反映出我们的医生接受的是怎样的思维训练。遗憾的是,面对类似这样的病患,医学还有很长的路要走。

第十一章
活出意义

"吾心即汝心,吾思即汝思",电影《星际迷航》中的主角斯波克正在实施"心灵融合术",通过心灵感应进入他人的思想。我看这一集时忽然想到,斯波克会是个非常能干的精神科大夫。精神科治疗是在心智层面进行的,精神科医师之所以要和病人面谈,正是为了理解病人的心路历程。

在面谈中,我们会仔细观察、详细询问。了解病人的精神病史并非脚踩西瓜皮式的随性闲聊,而是半结构化的访谈,必须有一定的底层逻辑。我总是从病人的主诉开始,这也是病人转介过来的原因。冰冻三尺非一日之寒,问题可能已潜伏很久,所以有时我需要花二十到三十分钟的时间去倾听、探问和澄清。随后,我需要知晓病人过往的身体病史和精神病史,因为这些信息会对诊断结果产生影响。面谈时还会询问病人家庭和个人史,有时这些信息本身就是一个个冗长而复杂的故事,除此之外还需要了解病人是否有酗酒和吸毒史。

要把面谈做好,得有实实在在的技巧,那就是你得理解病人到底在说什么，还要能听出病人没有说出来的部分。这考验的是你所花的时间、积累的经验、专业素养，还需要有对精神疾病和人性的洞察能力。

我在倾听病人讲话的同时，一直在脑中勾勒一些假设，最后只有一部分假设是成立的。一个家庭背景稳定、父母皆为中产阶层的人，为什么没一份工作能维持几个月以上，从中又透露出怎样的信息，这与他们的人际相处能力有何关系？为什么他们上学时从未交过朋友？是什么导致他们的家庭生活如此糟糕？他们是在暗示自己遭遇了虐待吗？或者，为什么他们到了三十五岁的年纪，恋情却从未超过几周？人都有不走运的时候，但这些经历可能透露了病人的自尊和自信水平，抑或更深层的能力缺失，以致无力将浅层交往向更深的关系推进，从中可以窥见他们底层的人格结构。

我也会观察病人的非言语行为。记不清是谁曾说过"一切行为都是交流"，此言不虚——从发型、姿态到穿着打扮，我们所做的一切都是在与彼此沟通交流。虽然我们觉察不到，但眼神接触、坐立不安的举止、语气口吻、话多话少、面对提问的反应……诸如此类，都在向外传递信息。文身是另一种告诉别人"我是谁"的形式。那些在手臂上用特大号哥特体文着"保持强大"的人，其实是因为自觉无力或脆弱，需要借此自我鼓励。

留心这些细节并不是一个刻意的过程，至少对我而言是如此。我能瞬间对一个人形成印象。社会阶层、职业、婚姻状况、人格以及可能做出的诊断——似乎只在眨眼间，我就心中有数了。我已经培养出某种比较可靠的直觉，这源于多年来我对他人的观察、与人进行详细交流，才逐渐摸索出人们的行为模式与互动模式。这种直觉不是魔法，亦非万无一失，所有的印象都需要在缜密的面谈中加以验证。

这种识人能力不只是精神科医师独有的，以观察人类行为为工作职责的人都具备这种能力。机场安检人员就是例子。在美国"9 11"恐怖袭击事件中，恐怖分子在纽瓦克机场登机时的行为举止就引起了航司人员的不安，以至于航司人员没有像往常那样丢掉那些人的登机凭证，而是保留了下来[1]。他们一眼就看出那些乘客不同于常人。基于帮助乘客登机的丰富经验，他们感觉到某种异动，似乎有什么不对劲，只是尚不能确定究竟是哪里不对，也绝料想不到灾难将至。

说到这儿，如果你感觉精神科面谈令人紧张不快，那么我想说，病人在结束面谈后，对我说的最多的一句话是，他们很享受这个过程。我认为有两个原因：一是人们都喜欢在一个好的倾听者面前谈论自己；二是病人欣慰自己毫发无伤地走过了一段原本令他们害怕的经历。过去人们总担心万一说错了话会被强制送进精神病院，但现在这种情况我听得少了。实际上，除非他们说些特别绝望的话，不然我都不会动这个念头。

经常有人问我，能不能看出别人在撒谎。人们撒谎的理由五花八门：有的是为了钱——比如为了获得医疗过失索赔金；有人对医生撒谎，以便得到照料和检查，或者为了鼓励某个亲戚继续承担照料者的身份；另一些人出于尴尬而撒谎，因为害怕承认跟人打架、对他人恶语相向，或是想隐瞒遭受的虐待。简而言之，说谎的理由各式各样，一部分是用来防御，另一部分则是圈套和操纵。我记得有个人声称手术出了问题，体内还留有手术器械。我知道，他说的这些在解剖学上是不可能发生的，但他还是要状告医院。不可避免地，媒体闻风而来，义愤填膺地刊登了一篇题为《离谱！顶尖医生搞砸手术》之类的头条新闻。

有位同事告诉我，她在写一个法医学报告，当事人因几年前的道路交通事故致残而发起索赔。在做完冗长的临床访谈并详尽回顾笔记后，我的同事写出了对索赔人饱含同情的报告。正准备给报告作最后润色时，她收到了保险公司寄来的一张光盘，是他们雇人悄悄跟踪索赔者拍下的录像。录像里的索赔人正在从火车站去面谈的路上，只见他身轻如燕，几步跨上台阶来到检票口，随后打开助行器，朝医生办公室蹒跚着走完剩下的几百米。面谈结束后他如法炮制，又蹒跚步入火车站，把助行器叠好放入包中后一路小跑着下楼去了月台。

我也有过相似的经历，病人留下的初始印象让我误入歧途。这确实令人难堪，会让每一位好医生的自信光环一时间黯然失色。我接诊过一个抑郁症病例，直到很晚才发现他的全部病症都是重度吸食可卡因造成的，难怪我始终无法推进治疗。饮食失调是另一个经常被忽略的病因，我也有过治疗了几个月才发现异常的病例。一旦你对眼前的病人下了定论，就容易一叶障目，看不见自己的偏误。印象先入为主后，你会不经意地略过与之矛盾的证据，直到治疗明显没有进展，不对劲的感觉愈发强烈，才不得不重新思考。我把这些病人的名字和诊断印刻在心，时刻提醒我自以为是的后果。这样的教训不堪回首，可若生活要教你做事，唯一正确的回应就是——好好学。成为一名顾问医师让我变得更审慎，更清楚人都有误判的时候,也更懂得灵活地思考问题。

有一条颠扑不破的忠告,我还是能笃定奉上的:要识别一个人有没有骗你的确很难,而要觉察自我欺骗则难上加难。病人在面谈时说的话,精神科医师要想去伪存真,与其说是凭脑子,不如说是凭感觉。弗洛伊德认为,一个人即便嘴巴不动,指尖也会"喋喋不休",泄露自己的秘密。他的这一观点在今天似已被视为至理名言,实际上毫无道理。安德鲁·马勒森写了一本非常棒的书,叫《颈部扭伤与其他有用的疾病》(*Whiplash and Other Useful Illnesses*)。他在书中提到,尽管弗洛伊德是个不赖的心理治疗师,却会是个糟糕的海关官员,原因在于——其实并没有什么真正的识谎秘诀[2]。要判断一个人有没有说谎,唯一有用的就是经验。举个例子:有人如果连特别简单的问题都答错,被问到年龄还支支吾吾,我就会警觉起来。想扯弥天大谎的人,为了圆谎,得消耗脑力去记住全部细节,以防露出马脚,他们会在脑子里反复排练"谎言剧本"。所以,我会出其不意地抓住细枝末节来提问,一旦问题"超纲",他们脱离了"剧本",就开始语无伦次了。

即使病人没想骗你,要找到病人情绪的真正源头也非易事。学生时期,我在精神科实习过一段时间。有一回,顾问医师要求我接诊一位病人。她是一名二十岁的威尔士女子,因抑郁治疗无效被转介过来。我们的面诊持续了一个小时,她讲了自己是如何陷入抑郁的。那是一个冗长而复杂的故事,她的抑郁始于叔叔的遇害。据她说,叔叔是被她的男友杀害的,男友因而入狱服刑。可光凭这些还不能解释她的抑郁表现——她的症状很模糊,还有些自相矛盾的地方。我又问了她其余的病史和经历，也没什么特别出格的地方：轻微酗酒史，轻微吸毒史，打过几份短工，为了一些买不起的东西有过几次轻微的欺诈行为。虽说有些牵强，但毕竟叔叔跟她很亲，又死得很惨，我估摸这些原因大概足以致郁了吧。

我向顾问医师陈述了我的病例分析，病人也在场。这位顾问医师是团队的资深成员，他手下实习医生接诊的病人也都归他全权负责，医学生经手的每一个病例也必须由他来审核。向顾问医师呈报病情，可以了解经验丰富的医生如何治疗病例，是个很好的学习机会，也是实习期的重要一环。顾问医师听完我的报告后没说什么，只是就叔叔被害的事向病人追问了几个问题。她回答说，男友捅死了叔叔，被判了终身监禁。

"而你依然爱着男友。"他柔声说道——一个陈述句，不是问句。我屏住了呼吸，这似乎是很无礼的断言，不知道病人会作何反应呢？接下来的一幕让我永生难忘。我曾以为，"泪如泉涌"只是个夸张的陈词滥调，直到目睹了她哭泣的样子。她的情绪和眼泪喷涌而出，犹如雷霆万钧，充满戏剧色彩，令人无比震撼。这短短几分钟引出了我长达一小时的谈话都未能唤起的东西：既爱叔叔，也爱那个杀死叔叔的男人。如此沉痛的爱扎进了她的心，让她不堪重负。所有的痛苦、深深的愧疚，此刻都找到了释放的出口。

这个案例让我明白，自己正在形成一种狭隘的思考方式。我断定病人就是抑郁症，所以提出的都是符合这一诊断的问题。然而，精神病学并不是简单地做出诊断，而是要了解诊断的局限性。有时，一个诊断结论根本不能真正抓住问题，于是它就成了一个笼统的描述,从而扼杀了进一步的思考。诊断成了对病例的限制,而非启发。我关于抑郁症的诊断就是一个很好的例子,说明我们很容易撇开人类的广泛经验,去支持一种简单的条件反射——凡是不快乐,就必定是抑郁症引起的。

我第一次见到罗丝,是在我楼上的诊室里,那个房间的窗户正对着一堵砖墙。碍于消防法规的规定,病人必须穿过一连串奇怪的门才能进入诊室。当你从主楼梯上去,打开第一扇门后,没有足够的空间能打开第二扇门,所以你不得不站在黑暗狭窄的走廊里,等待第一扇门靠着缓冲铰链缓缓关闭,然后才能打开第二扇门。有时,我与病人的距离近到让人不舒服,我就会一边试着和他们闲聊几句,一边希望第一扇门快些关上,这样我们才能打开第二扇门。

在诊室坐定后,我开始询问罗丝的病史。她看上去是个爽朗的人,只是显得有些沮丧。她一身休闲打扮,穿着天鹅绒慢跑裤和运动衫,是完全不需要熨烫的那种衣服。我猜她四十多岁了,尽管她告诉我她三十六岁。她的脸色苍白憔悴,脸颊上好像还粘着食物,我怀疑她已经不再打理仪容了。罗丝在伦敦南部长大,十六岁辍学,十七岁怀孕,和家人的关系不太融洽。她在学校时是个聪明的学生,但从未被鼓励努力学习,毕业时只拿到了几张平庸的成绩单,没有职业抱负。她并不积极参与学校活动,从她的描述来看,那所学校也没什么活动可参加。孩子出生后,她的伴侣承认有了外遇,这事她早就知道,只是在怀孕期间佯装不知,这段关系就这么结束了。她的父母帮忙照顾孩子,但几年后她又怀孕了,而且孩子的爸爸还会虐待她。她说,那个男人得知她怀孕后勃然大怒，有一次甚至把她从楼梯上推了下去。

她现在单身，五年没有谈过恋爱。大女儿已经长大成人离开了家，小女儿十五岁，不让罗丝参与她的生活。罗丝没有工作，钱也很少，无事可做。她告诉我，她一直悲伤孤僻，感觉生活没有希望，缺乏动力。多年来，她试过多个疗程的抗抑郁药（"我都试过了"），但都没有特别的效果。我不知道她认为这次会有什么不同，不过我仔细询问了她的经历，开始理解她的绝望。我望着窗外，诊室外的街道上，钻孔车正在钻开马路，一辆汽车缓缓驶过，打了转向灯，然后左转。我意识到我们都沉默了三十多秒，没有说话。

从报告上看，罗丝的情况像是抑郁症，毕竟她具备抑郁症的所有特征：悲伤、绝望、无助、悲观，无法享受生活。然而，当我和她交谈时，却感觉不像抑郁症。我想起了维克多·弗兰克尔的《活出生命的意义》，这是一本在二战集中营中写成的精彩著作[3]。弗兰克尔在书中动情地描述了在那种环境中的生活感受，他解释说，当所有意义从生活中消失时，生活就变得让人无法忍受。他说，渴望生活有目标感，是人的根本属性。如果我们理解了"为什么会如此"，那么无论怎样的生活我们都能承受。有了目标感，我们就可以不顾痛苦，继续前行；但缺乏目标感时，痛苦就变得毫无意义，难以承受。

我见过许多服用了多种抗抑郁药物但效果并不显著的抑郁症患者，他们来找我时被贴上了"抗拒治疗"或"难治性抑郁症"的标签。而绝大多数的患者根本就没有抑郁症，只是生活缺乏更高的目标[4]。他们百无聊赖，虚度光阴——在这种情况下，谁不会感到伤心绝望、悲观痛苦呢？弗兰克尔谈到虚无主义，不是相信虚无，而是相信"只不过"：如果我们"只不过"是聪明的猿猴，或"只不过"是机器，生活就会变得庸庸碌碌。我们需要相信自己所做的事情很重要，它超越了我们眼前的需求。圣雄甘地直觉地领悟了生命意义的实现之道，他说："找到自我的最好方法，就是在服务他人的过程中放下自我。"

我曾在《纽约时报》上读到一篇关于日本劳动法的文章[5]。在日本，解雇员工很难，对于拒绝裁员方案的员工，公司的应对是不给员工任何工作。员工日复一日上班，但坐着无所事事，不受他人欢迎，也没有个人收获，每天从早上出门到晚上回家，都觉得自己一事无成。电话响起，永远不是找他们的，也没人倾听他们的想法，他们出现在办公室完全是一种无意义的仪式，这让人彻底失去士气，无异于行尸走肉。这种日常的羞辱、耻辱和徒劳是薪资弥补不了的，如果是我的话，我会立刻走人。

我猜想罗丝也有过类似的经历，感觉生活缺乏意义。我想大多数人都会时不时地问自己，他们生活中所做的事是否可以达成任何有用的目的。也许他们还会问自己，除了追求时尚、美酒、豪车、游艇和度假，生活中是否还有更重要的东西。当然，这些都能给生活带来短暂的快乐，但不能给人一种深刻而持久的幸福感。如果没有在他人的生命中承担一个有意义的角色，人们就会觉得生活似乎只是为自己服务，这样通常不会有快乐或成就感。

我问罗丝上一次真正感到快乐是什么时候。她想了一会儿，告诉我是送侄女去希思罗机场的那次。许多人不觉得做这件事有什么成就感，但对罗丝来说这证明了她在生活中仍旧是个有用的人,这给了她一种满足感。

基于寻找目标的构想,我为罗丝制订了一个不依赖抗抑郁药的治疗计划。我们讨论了她擅长和喜欢的事情,试图找到她可以从事志愿工作的方式,也许还能借此培养技能,获得工作机会。原来,她一直喜欢做的事情之一就是骑自行车。她有一辆旧自行车,但不怎么骑。后来,她开始经常骑车,享受离开城市的时光。当她获得一个在家附近的自行车店兼职工作的面试机会时,我觉得自己和她一样紧张。直接追问她面试的进展似乎不太合适,所以我等着她的下一次回诊。

几个月后罗丝回来了,她得到了自行车店的工作,很多年来没有感觉这么好过了。她仍然领取低收入补助,但自我感觉大有提升,抗抑郁药的问题也不再那么紧迫了。她害羞地提到自己开始和一位同事约会了,显然她很享受这种回到正轨的感觉。在接下来的几个月里她的生活逐渐变得有条不紊,当我认为她不再需要回诊时,她已经成为那家店里的全职员工,而且和同事订婚了。

我对罗丝印象深刻,因为这样的病例很少。患者感到困顿无助的原因通常很多,任何建议都会遭到一连串反驳。常见的对话可能是这样的:

"有没有什么你喜欢的日常活动?"

"我得去学校接孩子。"

"也许你女儿可以参加一些课外社团?"

"她不喜欢那些活动。"

"那么,你有没有亲戚朋友,也许每周有几天可以帮忙来接她?"

"不,她不会喜欢那样。"

"也许早上送她去学校后,你可以找份兼职工作什么的?"

"哪来这种工作。"

"你是说根本不值得去找?"

这些答案听起来很有道理,但往往代表患者陷在无助的循环中,而缺乏警觉的临床医生一不小心就会卷入其中。长期感觉自己是环境的受害者后,人们一般会以受害者的心态来应对,往往变得无助,并将责任归咎于他人、机构,归咎于抑郁症、运气不好或时机不对,而忽视自己是有能力改变情况的。要让患者接受你的观点,需要时间、耐心和技巧。而另一种选择是继续开一些你深知不会起作用的抗抑郁药,治疗你自己都不相信的抑郁症诊断。要帮助某人将他们的问题归咎于生活缺乏意义,而不是大脑中缺乏血清素,这无疑是比较困难的。但如果有经验,又有信心可以做到这一点,世界会变得大不相同。

第十二章
接纳病人，接受自己

第一次见到玛丽安娜，我不得不掩饰内心的震惊。当时，她正坐在病床旁的椅子上。一位实习医生曾在每周查房前的组会上介绍过她的情况：玛丽安娜，女，四十二岁，数年前因严重肠道疾病住院三个月，现因体重持续大幅度下降入院。起初，医生按常理推断这是肠道炎症复发造成的，可随后的检查结果却看不出任何问题。最终，她的体重下降到危及生命的地步，医生将她收治入院，一边找病因，一边让她进食，以扭转体重滑坡的情况。她一吃东西就反胃，只能鼻饲，就是从鼻子插入喂食管，经由食道插入胃部，由与喂食管相连的瓶子输送营养液。可喂食管总是脱落，多数时候是在她夜里睡觉时掉了下来，所以她的体重还在下降。

在我们接手前，玛丽安娜已在几个不同科室就诊过，许多在综合医院被转介到精神科的病人都是如此。她去消化科检查过肠胃功能，想看看是不是因为吸收不好导致体重下降。其他科室则先帮她排除罹患癌症的可能。玛丽安娜做了内窥镜、穿刺、X光片和各种扫描检查，结果仍旧一无所获。等医生想让精神科帮忙解决这个令人困惑的病例时，她已经在医院住了快两个星期了。

组会结束后我们一同前往玛丽安娜所在的病房，想到她仍在继续消瘦，我不知道精神科还能给她怎样的干预。我总觉得，在见病人前仔细思考诊断的可能性是有用的。就在这时有个念头冒了出来：在处理玛丽安娜的病例时，内科医生会不会漏掉了什么关键点，等他们意识到时会扼腕自责？但我清楚，他们在临床上是非常细心严谨的，所以这似乎不太可能。可如果不是身体上的原因，那又是什么原因呢？我见过抑郁症患者因停食而导致消瘦，但很少达到玛丽安娜这种程度。当然，对护士、医生、理疗师和其他日常在医院护理患者的工作人员来说，很难不注意到患者因情绪过于低落而无法进食。根据我的经验，抑郁到这种程度的患者说话很少，而且语调缓慢、单调。他们弯腰驼背的姿势和沮丧的举止对每个人来说都是显而易见的，所以抑郁似乎不太可能成为体重减轻的原因。

我想知道这种情况是不是由于非法使用违禁药物。这严重的吸毒行为会带来各种不可预测的身体健康后果，通常可以解释其他无法解释的事情。住院患者为了把药物带进医院，使用的方式很有创意，医院工作人员则很少怀疑患者使用药物——在正常医患关系的"规则"范围内，双方都会保持坦诚。如果你经常怀疑患者试图欺骗你，或者怀疑医生可能在开某种药物处方时拿了回扣，那么治疗就很难进行下去。

我并不是特别愤世嫉俗的人，但和大多数执业多年的医生一样，我也曾因过于信任他人而栽跟头，从此学会了质疑别人对我说的话。几年前，护士怀疑一名患者滥用酒精，但他愤怒地否认了，并对我的暗示感到受伤，这让我不敢再问更多的问题。他是一个能言善辩的中年人，我记得他曾抱怨喝酒已经成为过去，但仍然没有人相信他。他说，无论如何，他都没有离开过病房，那么他能从哪里得到酒精呢？几天后，当我发现他有一个装满伏特加的热水瓶时，这个问题得到了回答。我认为玛丽安娜可能会服用非法药物，尽管我仍然认为这不太可能被忽视。

我来到病房，找到玛丽安娜的床，介绍了自己。她指着床边的一把椅子，我尴尬地坐在椅子上，团队的其他成员则站在我身后。玛丽安娜站在床上，骨瘦如柴，只穿着一件睡衣，凌乱的床单被推到床脚。我第一眼看到的是她的膝盖，与大腿相比，膝盖显得特别大。她的头看起来像一个月亮，挂在小小的肩膀上。我环顾了一下床边，这是我本能的行为，因为你可以从一个人放在自己周围的东西了解到很多关于这个人的信息。大多数人在医院里住了几个星期后，不会没有积累任何随身物品。但卡片、家庭照片、益智游戏、报纸、小说、酒瓶、饼干包和水果碗都在哪里？

玛丽安娜以一种相当机械的方式谈论她的健康问题。她似乎对自己持续下降的体重感到困惑，并描述了自己对可能导致体重下降的原因有多害怕。她说的话似乎经过了排练，缺乏情感深度，所以我改变了思路，询问了一些她的背景。

她的家庭背景优异，父母都是投资银行家，姐姐曾就读于牛津大学，目前在伦敦的一家大型律师事务所工作，事业非常成功。相比之下，玛丽安娜认为自己相形见绌，一直生活在姐姐的阴影下。她觉得自己无论做什么都不够好，并描述了她成长过程中的冰冷气氛。她得到了想要的一切，却没有得到最渴望的爱和赞美。她的父母很实际，很有效率，但缺乏热情和关爱。她说着，眼泪顺着脸颊流了下来。她对那些被拒绝和无能为力的感觉仍然记忆犹新，似乎迷失在自己的世界里。"我还不够好。"她平静地说，但没有回答我提出的任何问题。

玛丽安娜离开学校后找了一份簿记员的工作，虽然她有过一些短暂的恋情，但从未结婚。她的自尊心很低，认为自己丑陋而不可爱。为了重新获得控制感并提高自尊心，她开始限制饮食，相信如果自己变得苗条的话，会赢得别人的钦佩和尊重。

回想那次谈话，我记得最清楚的是她的眼泪。当我们从初步的闲聊进入更深入的讨论时，她的眼泪就像水龙头打开一样流个不停。这是她第一次向别人承认自己故意挨饿。她想让自己看起来更好，想感受到别人的关注和爱，让人们欣赏她的自制力。她承认，喂食管不是自己掉出来的，而是她在夜里拔掉的。她一直认为，只要减轻几磅就会感到满足和自信，但现在她意识到自己正在失去对形势的控制。我问她是否认为自己现在太瘦了。她停顿了一下，说自己不确定，尽管她意识到了医疗团队的担忧。出于好奇，我让她画出她心目中自己的模样——我曾读过的一项研究表明，患有饮食障碍的女性对自己的身体有一种扭曲的看法，这反映在她们的自画像上[1]。玛丽安娜画了一个身材粗壮的女人，看起来一点也不像真实的、极其瘦弱的她自己。

她的减肥之谜终于解开了。医疗团队试图用越来越深入的调查来解释这个问题，但答案在别处。精神病学可以对一个看起来纯粹是身体状况的病例提出新的理解，从而完全改变病例的处理方式。然而，有些时候，在所有卓越的技术、扫描、显微镜、血液检测和无数其他检查中，真正重要的事情可能会被遗忘。这让我想起了外科医生的感叹："手术取得了巨大成功，但遗憾的是病人去世了。"

在我经常遇上的疾病中，神经性厌食症是最令人困惑的疾病之一。几个世纪以来人们一直会选择挨饿，尽管在早期的描述中，他们这样做似乎是因为宗教信仰，而不是因为我们现在所说的厌食症。教科书和论文提出了数百种理论来解释这种疾病。对肥胖的恐惧是一个中心主题，毫无疑问，在把超重视为不利条件的职业中，例如模特和芭蕾舞演员，厌食症更为常见。遗传学研究已经检验了同卵和异卵双胞胎之间厌食症发生率的差异。同卵双胞胎拥有完全相同的基因和相同的家庭环境，而非同卵双胞胎的家庭条件相同而基因不同。因此，同卵和非同卵双生子的厌食症发生率之间，任何差异都可能由遗传学解释。厌食症确实有遗传因素，因为同卵双胞胎比异卵双胞胎更容易患厌食症[2]。我们还知道，思维僵化、强迫症患者或完美主义者更容易患上这种疾病。也有其他研究得出不同的结论，认为厌食症是一种个人试图控制家人的手段，能将家人的注意力都集中在他们的疾病上。

然而，所有这一切的基础是厌食症女性的核心信仰，这反映了一种更广泛的社会观点，即瘦是一种伟大的美德。这是西方文化独有的信仰，其他文化对此并不认同。关于遗传学、性格类型和教养以及其他相关因素的研究表明，如果没有这种奇怪的信念，即瘦意味着美丽、活力、性吸引力和成功，就不会有神经性厌食症这样的疾病。

在社会层面上，我们对"理想身材"或"完美身材"的信念由来已久。在过去，当普通人几乎没有足够的食物时，超重与财富和繁荣联系在一起；现在，随着工业化的食品生产和廉价、高热量快餐的供应，苗条反而成了财富和成功的标志。21世纪初，零号模特的出现引发了一场危机，因为它展示了年轻女性钦佩并希望效仿的生活方式，随之而来的是厌食症导致的死亡。由于事态严重，包括法国、意大利、以色列和西班牙在内的许多国家都通过了立法，禁止体重指数不健康的模特参加时装秀[3]。除时尚外，媒体对女性的描述也偏爱特定的体型，而且由于西方文化的主导地位，我们似乎正在通过电视、电影、杂志和社交媒体向其他国家和文化输出厌食症。

我在《英国精神病学杂志》上读到的关于这个主题的最不寻常的研究之一，是在南太平洋的斐济岛上进行的[4]。这种研究不容易重复，因为斐济当时的情况特殊——电视尚未普及。作者研究了20世纪90年代电视推出前后青春期女孩对自己体重和体型的态度，发现看电视会导致饮食紊乱的增加。这些女孩在电视出现之前对生活很满意，之后突然对自己的体型感到不满。我发现这项研究的结果既在意料之中又令人沮丧，这有助于解释为什么西方的饮食失调率会随着电视、互联网和社交媒体的曝光而增加。

对厌食症的研究不仅仅是出于医学上的好奇心。人们常常惊讶地发现，除药物滥用外，它是所有精神疾病中死亡率最高的[5,6]，患者死亡的可能性至少是同龄人和非厌食症患者的五至十倍。即使厌食症没有导致死亡，饥饿也会影响身体的每一个器官系统，可能导致贫血、骨骼脆性、肾损伤、肌肉疼痛和无力、胃病、体温调节困难、心脏问题、血液中矿物质缺乏、皮肤干燥和体液积聚等问题。

就像玛丽安娜的情况一样，厌食症的治疗很困难，而且这种疾病可能会持续多年，有时还会复发。当我还是一名医科学生时，厌食症患者还是在普通精神病病房接受治疗的，那里的患者患有与他们截然不同的精神疾病。当时，医生经常用一种奖励制度来鼓励患者增加体重：增加1公斤，你就可以挣得一双拖鞋在病房里穿；增加2公斤，就能获得一份晨报；增加3公斤，你可以穿自己的衣服……诸如此类。这种做法目前已经停止了，因为有证据表明厌食症患者对奖励制度不敏感，而且患者出院后体重并没有持续增加。然而，这种方法最大的问题是，人们认为它是惩罚性和非人性的，患者被剥夺了医院里任何人都可能合理期待的"特权"。

这种治疗方式已经被厌食症专科病房所取代，该病房强调通过教育和心理方法，将患者放到社会环境中来规范饮食，工作人员会和患者坐下来一起吃饭。在玛丽安娜的案例中，关于谁最适合负责她的护理，常规医疗病房和精神病房之间存在不同意见。正如在常规医疗和精神问题重叠的情况下经常发生的那样，医疗团队感到他们缺乏管理"精神病患者"的技能，而精神病团队感到没有能力接纳需要更复杂的医疗护理和喂养的患者。玛丽安娜最终被送到了当地厌食症治疗小组，在那里她得到了个别治疗以及专科护士的照料。用餐时，其他人坐在餐桌旁，以使她的饮食正常化。这种方法帮助她稳定地增加了体重，当我后来遇到她的饮食障碍顾问并询问情况时，得知她已成功保持了体重。

除非是极端或导致健康不良的情况，否则厌食症通常会被忽视。患有饮食障碍的人通常不会寻求帮助，因为他们并不认为这是一个问题。事实上，这种情况有时是患者转诊的附带因素。玛丽安娜和其他许多像她一样的患者的经历，使我反思了女性是如何被要求达到特定的美丽标准的，这些标准导致了很多负面情绪和健康问题。人们觉得自己看起来不像理想中的模样，这会给他们带来羞耻，他们会去各种诊所，却很少直接去看精神科医生，因为他们通常认为自己的问题是生理上的，而不是心理上的。当然，也有人通过注射、填充、染色和其他程序来努力提升外观。女性的容貌是否真的因这一切而得到改善是一个审美观的问题，要少女拒绝强大的社会规范，这需要勇气。

随着时代的变化，男性也被卷入了类似的行为模式。几年前，在一个繁忙的下午门诊结束时，我看到一个叫西奥的年轻人，他快三十岁了，他的皮肤科医生把他介绍给了我。在从候诊室到我办公室的路上，他看起来很不舒服，心烦意乱。他不安地走进我的房间，好像这是他最不想去的地方。他头戴棒球帽，穿着牛仔裤和长袖T恤，两条裤管的膝盖处都有破洞。他中等身高，举止有点腼腆。如果你在街上看到他，会一眼猜到他正在遭受痛苦。他的问题对我来说是全新的——他对秃头有着排山倒海、令人近乎瘫痪的恐惧。

我看了一眼皮肤科医生给我的信：他试图让西奥放心，说他的担心是多余的，告诉他没有出现男性秃顶的迹象。尽管如此，西奥的焦虑一直存在，而且似乎传染给了医生，因为皮肤科医生尽管说不需要治疗，但还是开了药物来鼓励头发生长。

我与西奥的邂逅将我带入了他所生活的世界。他认为自己很丑陋，注定要过一种孤独和被排斥的生活。他不停地想着自己的头发，每天在网上搜索好几次脱发的治疗方法。这一切给他带来的只是暂时的解脱，但他无法阻止自己这么做。

此外，世界似乎也在悄悄地和西奥对着干，以加剧他的焦虑。他曾在伦敦地铁上看到一则非常醒目的广告，是关于男性秃顶的。那是一张男子头发稀疏的俯拍图，以及后来为证明广告效果而拍摄的同一位男子满意的脸。同一周，我在广播中听到了这样的话："你患有男性秃发吗？"这意味着，你不可能只是秃顶而不感到痛苦，就好像秃顶是一种新发现的疾病一样。

我在二十几岁时开始秃顶，到我三十五六岁结婚时，秃顶已经很严重了。我还记得我第一次注意到这个问题的时候是在卡姆登镇的一家服装店。这家店的收银台附近有一台闭路电视监视器，显示的是黑白画面。这个画面每隔几秒钟就会变白，然后显示店里另一个摄像头拍摄的图像。我不知为什么被屏幕吸引住了，还试图弄清这个摄像头究竟在店里的什么地方。在第三次或第四次变换视角后，我看到屏幕从白色变成了从高处俯瞰商店的另一幅景象，有几个人分散在店里，还有一个人静止不动。随着画面逐渐清晰，那个静止不动的顾客头顶上出现了一块较浅的斑块，这时，我意识到那就是我自己。然而，我从来没有想过要介意秃顶——秃就秃了嘛。当我和西奥讨论秃顶是否会毁了他的生活时，我想知道他是否意识到了与一位秃头医生进行这一对话有多讽刺。我想到了脱口秀演员拉里·戴维（Larry David）的一个笑话："任何人都可以因头发浓密而自信满满，但一个秃头男人还保持着自信——这就是你的宝贵之处。"

这种情况下，美发业是唯一的赢家。他们认为男人应该拥有浓密的头发，这是自信、魅力和男子气概的象征。男人们开始认同这一观点，并养活了一个利用他们的不安全感进行交易的全球产业。人们不难想象，对秃头的恐惧会被加到精神病分类系统中，从而使这种虚构的疾病合法化，这样一来，倒霉的秃头男性不但要支付治疗精神病的费用，还要支付治疗秃顶的费用。

我们似乎正在创造一种类似神经性厌食症的病症，它与对头发完美性的武断看法有关，而这一次男性患者占了大多数。然而，也许这种观念并不像最初看起来那么武断：浓密的头发和苗条的身材有一个共同点，那就是年轻的标志。在我成长的过程中，男士美容产品甚至男士时尚都没有形成市场。男性也会使用剃须产品，但需要前重量级拳击手亨利·库珀（Henry Cooper）在广告中说服他们不会因为使用"百露"须后水而被阉割男子气。预计到2024年，男性美容市场的全球价值约为810亿美元[7]。虽然对外表的担忧不是什么新鲜事，男性之前就一直担心阴茎大小或身材问题，但这些新的社会压力扩大了男性所关注的范围，使他们进入了以前被认为是女性才会关注的领域。它增加了男性的不安全感。不断有担心外表的男性患者来到我的诊所，虽然只是零零星星，人数还不算多。然而，这似乎预示着一种社会变革，除了从这些不安全感中赚钱的行业外，没有人是受益者。

西奥对秃顶的焦虑属于通常所称的身体畸形障碍。19世纪末，意大利医生恩里科·莫塞利（Enrico Morselli）首次将其描述为"畸形恐惧症"。这是一种精神疾病，患者会持续关注身体的某一特定部位，觉得自己不够完美，同时坚信这会使他们有缺陷或缺乏吸引力。对自己外表的担忧很快就会耗尽一个人的精力，最终可能会主宰他的生活。比如西奥，他会随身携带一面镜子，以检查一天之中发际线的任何变化或进展。即使在我与他进行咨询的过程中，西奥也会走到我这边的桌子旁，低下头，问我是否觉得他秃顶了——尽管最近刚刚有一位皮肤科医生让他放宽心。

西奥的治疗耗时长久且不完全成功，这在此类情况下并不罕见，尤其是在病情严重或患者寻求帮助之前已经拖了很久的情况下。有时，我们所能期盼的最好结果是让这股执念变得更容易控制，尽管在压力下它不可避免地会恶化。我给他开缓解焦虑和强迫症的药，但他对服用药物感到犹豫，很快就停了下来。治疗的另一部分是认知行为疗法，这是一种谈话疗法，他需要努力纠正许多自己深信不疑的错误观念，例如认为没有女人会觉得秃头男人有魅力。尽管有大量相反的证据，甚至是浏览名人八卦专栏也会令其不攻自破，但他仍然坚持这个观点，虽然最终在理性层面上接受了这一点，但在情感上似乎仍不相信。

我们还致力于预防反应，目的是防止提奥反复检查自己的发际线或者向身边的人寻求安慰。我希望这能减轻他的焦虑，因为这种焦虑往往会自行加剧，又自行消退，而不需要他人的安慰。这样就可以让他产生一种对事情的控制感，这是他迄今为止一直缺乏的。我还建议他尽量与世界保持正常接触，而不是躲起来。他很快就会发现，除了他自己，没有人在乎他的秃头。我希望他会逐渐习惯一种新的常态，也就是日常生活中的种种干扰会使他把注意力从头发上转移开。在治疗过程中，还是有各种各样的事情给他提醒，让他感觉受挫。（一周后他给我看了一篇报纸专栏报道，问我们是否看到里面写到了"秃顶的治愈方法"。这更坚定了他的观点，即秃顶是一种不受欢迎的疾病，但可以被治愈。）[8]

我思考着健康焦虑症患者如何以各种方式进入我的诊所——最常见的是通过其他专家，也想到了医生的工作有多少是在定义何为"正常"、何为疾病，以及二者的界限究竟在哪里。这种界限远比人们普遍认为的要松散和模糊得多，这就是为什么"判断"对医生来说是一种如此宝贵的技能。他们需要定义什么程度的问题属于社交焦虑，到什么程度则需要医学干预。最棘手的事情，也是医疗系统面临的最大挑战，是这种界限在不断变化，它会受到社会变化和期待的影响。某种症状可以很快从一种客观现象转变为需要有效治疗的公认症状。这种事最近也发生在性别焦虑领域。那些认为自己生错了性别的人曾经被忽视，然后又被视为一种变态。现在，人们越来越接受性别体验的不同方式，激素治疗和性别重置手术也已被接受。同样，在1973年以前，同性恋一直被定义为一种疾病，直至1987年才从美国的精神障碍诊断手册中消失[9]。在那之前，同性恋被认为是一种可治疗的精神疾病。医生会把裸体男人的照片拿给同性恋男子看，同时对他们的拇指进行轻微电击，试图打破看到裸体男人与快感之间的联系。医学、精神病学和社会变革不断相互摩擦，我经常发现自己处于摩擦的中心。

在我的临床实践中，虽然医生或治疗师与患者建立关系的方式有很多种，但我经常思考卡尔·罗杰斯（Carl Rogers）的工作。他是20世纪心理学中一个十分重要但常被遗忘的人物[10]。他1902年出生于芝加哥，在将注意力转向治疗师与患者间的互动之前，他学习了宗教。他最重要的贡献之一是他所说的"以来访者为中心的治疗"。他点出了一个重要的事实：我们是否重视他人，通常是基于对方是否值得我们尊重这一标准来的，如果人们没有按照我们的社会规范和价值观实现目标，例如不工作或吸毒，我们对他们的评价就会下降，我们不再尊重或重视他们，而他们也会不可避免地认为自己不值得被尊重和爱。

卡尔·罗杰斯认为，一个人之所以需要爱和尊重，是因为他们是人，而不是因为他们所取得的成就，也不是因为其他人认为他们值得爱和尊重。（他称之为"无条件的积极关注"）他坚持认为在任何互动中，医生或治疗师都需要保持真诚，并接受患者的真实身份。在所有心理治疗学派中，卡尔·罗杰斯对我的影响最大。我们都有一种基本的需要，即感觉自己受到尊重，感到自己很重要——不是因为我们的外表、工作或穿着，而是因为我们是人。

这就是为什么玛丽安娜和西奥这样的患者给我带来很大的情感冲击；我们创造了一个社会，在这个社会里，外表、汽车、头发和金钱等肤浅的东西已经成为人们评判自己和他人的标准。这个社会所带来的后果在我的诊所里表现得很明显：那些焦虑、不快乐的人，觉得自己一文不值，把焦虑投射到外表上。他们经常去各种诊所，试图纠正他们的"缺陷"。其实，秃头除作为男性的正常生理现象外，没有任何内在的意义。我们赋予它的负面意义，其实揭示了我们对老龄化的看法，或许也告诉我们老年人在社会中的地位。无论患者是去看整形医生、皮肤科医生还是精神科医生，他们寻求健康服务这一现象，都代表了我们社会中一些根本性的缺陷。

第十三章
疼痛的意味

我在医学院时，常震惊于我们人类是如何体验生活的。我们的每一个想法、每一次经历、所有的抱负，甚至每一种感觉：从领略玫瑰花香，到以敬畏之心俯瞰大峡谷，从感受到第一次扑面而来的浪漫，到历经航班取消的沮丧——所有这些都只是作为细胞膜上的电脉冲而感受到的。数十亿条爆裂的神经纤维，将化学递质释放到神经之间的微小空间，以促进或抑制下一个神经的发射。就像一支精致复杂的管弦乐队，很可能永远超出人类的理解。我对人类大脑无尽的复杂性感到敬畏甚至绝望，因为我们无力了解其工作原理和秘密。在所有的希望、恐惧、渴望和抱负中，我们只是一个神经元网络吗？如果我们有足够的计算能力，是否有可能制造出人脑的精确复制品？或者说，把人脑比作计算机仅仅是21世纪的概念？我最亲密的朋友、神经学教授亚历克斯曾告诉我，他认为大脑只是一面镜子，会反映出我们认为它做了什么，而我们的研究，首先是要确认我们在寻找什么。

长久以来，大脑功能一直是各种理论的主题。古希腊哲学家亚里士多德认为，大脑的作用是在心脏产生热量时为它提供冷却系统，其庞大的血管网络就像一个散热器[1]。多年来，大脑被视为灵魂的所在地，或是复杂的控制身体运动的中心。随着时间的推移，人们一致认为大脑可根据特定的功能，划分为不同的区域。

18世纪的医生弗朗茨·高尔（Franz Gall）是第一个高度关注该理论的人。尽管他对大脑的区域定位有一定的道理，但高尔的理论犯了两个重要错误。其一是他对大脑区域的功能定位过于具体，例如他认为大脑有专管善良、贪婪或谨慎的区域。其二是他认为头骨的形状反映了下面的大脑区域功能，因此具有高度职业道德的人，该区域的头骨会格外突出，而具有远见的人，大脑的该部分也会突出，依此类推。颅相学这种伪科学也应运而生，即医生声称可以通过头骨的形状来了解某人的性格。

颅相学在欧洲和美国非常流行，足见其吸引力。因为它对个性的评估似乎易于测量，且有条理。我听说精神科医生有时被称为"shrinks"（在英语中有"收缩"之意），至少有一个原因是，他们所提供的治疗会缩小具有不良特征的大脑区域，而覆盖其上的头骨也会同样缩小。但就像历史上的大多数医学理论走过的路一样，它们可能短时内流行，但随后即遭世人的否定和抛弃。19世纪时颅相学已遭淘汰，大脑的奥秘再次成为一个悬而未决的问题。

现代的概念认为，大脑如同一个高度复杂的计算机，具有大量的集成网络系统，不过大脑的某些功能（如运动、感觉和语言）也有大致的分区。然而，没有一个计算机模型能够解释意识或抽象思维那样更高层次的大脑功能。一些人就此提出了大脑功能的量子理论，以更好地解释无法解释的问题。这是一个有趣的理论，很难证实，也很难证伪。不过我常常认为，你无法真正理解的两件事，比如量子力学和大脑功能，其实看起来都是一样的。

科学对于人类是如何经历痛苦的研究，也有类似的进展。然而，大多数医生思考和治疗疼痛的方式都停留在过去的时代。令人眩晕的解剖学讲堂就在剑桥的网球场路附近，这让我想起了从前的时光，上大学时我每周都会在那里参加几次解剖学和生理学讲座。讲堂的木质地板坡度陡峭，霉味深深地侵入建筑的肌体中，里面似乎藏着上一代医生的鬼魂。在那个讲堂里，我们听了一场讲座，我怀疑好几代医学生都听过这场讲座。

17世纪的法国哲学家笛卡尔提出过一个模型，认为疼痛是组织损伤的症状。笛卡尔将神经想象为携带"动物精神"的中空管道，直通到大脑，疼痛就通过这条管道传递[2]。这基本上就是三百年后的我所学到的。当身体的一部分受损或受伤时，化学物质会从神经末梢释放出来，刺激神经纤维，并向大脑传递信息。有趣的是，那次讲座是我第一次听说疼痛会在进入大脑的过程中通过两种不同类型的神经纤维传递。第一类是"A纤维"，它是一种快速纤维，能迅速将疼痛的感觉传递给大脑。疼痛也会沿着较慢的"C纤维"传递，这种纤维传递了更深更具体的疼痛信息。这解释了为什么当你把手放在滚烫的水龙头下时，会发出"啊！"的叫声。当你意识到水龙头太烫，你会把手缩回（这是"A纤维"的作用），接着是时间更久、更痛苦的"嗷嗷"声，因为疼痛在不到一秒钟后就通过"C纤维"到达大脑，造成更深切的疼痛感。

20世纪60年代，麻省理工学院的疼痛研究人员梅尔扎克和沃尔在一篇著名的论文中提出，脊髓中存在某种"闸门机制"，它可以打开闸门，让疼痛信号通过大脑传到脊髓；也可以关闭闸门，不让疼痛信号进入。当身体的某个部位经历疼痛时，例如当你的手臂被击中时，信息会沿着神经通路传递到脊髓，在脊髓处有一种连接点，它能决定疼痛信号是否会向上传递到大脑。决定疼痛是否会沿着脊髓进入大脑的因素之一就是触摸。对疼痛区域（在我们的例子中是手臂）的轻微触摸会沿着神经通路发送触感，这种轻微触摸会阻断脊髓"闸门"处的疼痛纤维信号。这一说法为我们的直觉反应找到了理论根据，设想一下，当你的小腿撞在一张矮桌子上时，你的第一反应是按揉它，用轻微的触碰来阻止疼痛纤维进入脊髓。这也解释了为什么"亲一下就不痛了"，这不只是老奶奶随口说说的，在孩子受伤时提供轻微的触感，可以防止疼痛传播。

因此，至少在某些方面，急性疼痛很容易理解。这是因为疼痛遵循清晰的路径，从受伤的器官出发，沿着神经纤维最终传达到脊髓。然后，脊髓就像身体传输信号的高速公路，如英国贯穿南北的M1高速公路那样，神经将信息从大脑传递到脊髓的每一层，然后进入身体其他部位。反过来也是如此，来自身体各部位的信息和感觉会经由相应的脊髓层层传递，然后进入大脑。在大脑中，来自神经的电信号被解码，我们则将神经信号体验为一种感觉，在这种情况下就是疼痛。

脚趾被踩到，或是没留神撞上玻璃门而突然感到疼痛，这两种情况都是所谓的急性疼痛。这是为了区别于慢性疼痛。慢性疼痛这一术语经常被混淆；许多患者都把它的意思理解为极度疼痛，而慢性实际上指的是持续了一段时间的疼痛，一般持续时间超过三个月。（Chronos，慢性，其以古希腊时间之神克洛诺斯命名。）

然而，对精神科医生来说，问题不在于术语的解释，而是人们普遍认为慢性疼痛与急性疼痛完全相同，只是持续时间更长。和病人一样，医生中也广泛存有这样的误解。而因此类误解导致的治疗失败，是我接手转诊病人的一个重要原因。

可是，如果慢性疼痛与急性疼痛不同，那它究竟是什么呢？艾琳·特雷西（Irene Tracey）是牛津大学的研究员，一直在研究慢性疼痛。她和同事凯瑟琳·布什内尔（Catherine Bushnell）一起提出，慢性疼痛可以被认为是一种独立的疾病，患者的大脑结构及其功能会发生特殊变化[3]。慢性疼痛并不一定是身体某个部位的物理原因引起的。如幻肢疼痛，即人在截肢后依然感到疼痛，就是一种奇怪但公认的现象。

持续疼痛的患者最终会来到我的诊所。七月的一个下午，诊所里异常安静，我第一次见到了马吉德。候诊室非常闷热，秘书陷入了两难境地：要么把唯一的风扇放在闷热得无法忍受的办公室，要么把它搬到候诊室，她最终选择后者。尽管有风扇，太阳还是从办公室前面的落地玻璃照进来，炎热丝毫不减。人们无精打采地盯着墙上的海报，海报告诉他们如何诉说病痛，或者告诉他们如何识别禽流感症状。这个夏天我已经热到放弃了平时的西装和领带，穿着衬衫和斜纹棉布裤，搭配袜子和粗革皮鞋，这是医生夏季的标准穿着。但我仍然感到身体沉重，浑身闷热，不由得对那些穿着浅色夏装和凉鞋的女医生感到羡慕。

马吉德坐在椅子上，用颤抖的手松散地裹着手帕，擦拭额头上的汗水。须后水的气味笼罩着他，浓烈到几乎可以看见，就像城市上空的雾霾。他身着开领短袖衬衫，裤子很宽松，脚上穿着袜子和凉鞋。他的头发稀疏，抹了油，从一只耳朵上方起被拉成了侧分。他长得非常端正、迷人，看上去三十多岁的样子，当他说话时，他那带着浓重口音的语调似乎在平稳的波浪中流淌，胡子也跟着一起颤动。他费力地走向诊室，我跟他聊起炎热的天气。他一边甩着手，一边沿着狭窄走廊的栏杆走，大楼的那一侧远离阳光，让人稍微凉快一点。然后他走进我的办公室，坐在桌子旁边的椅子上，脸上露出痛苦的表情。

寒暄结束后，我们谈到他的个人背景。他告诉我，他出生在喀布尔一个条件优越的中产家庭。他的父亲在一家公立医院工作，母亲留在家里照顾他和他的四个兄弟姐妹。他在阿富汗度过了童年。尽管在喀布尔的成长经历是他记忆中的快乐时光，但他仍哀叹自己的国家从未摆脱外界的干涉。他本人出国上了大学，成为一名合格的土木工程师，之后又回到各个建筑项目工作，帮助重建他支离破碎的祖国。

有一次出差，在阿富汗的某地他们一行人遭到了伏击和绑架。他回忆说，其中一人在最初的袭击中受了重伤，等他发现时这位同事已经身亡。与此同时，他也被劫持并扣押在位于阿富汗干旱荒芜地区的某个小房间里。他回忆起被脱光衣服的屈辱和被殴打的痛苦，伴随着在困境中感到的恐惧和无助。在接下来的几周里，他被频繁转移，只能听天由命。他对恐惧已感到厌倦，却又无法摆脱。他回忆起过去的日子，注意到胸口越来越痛，那是他最初被绑架时多次被殴打的部位，而腿上被铁链拴过的地方也越来越痛。

他告诉我，最终有人支付赎金，绑架者才释放了他。他体重减轻了7公斤。回忆起当时的情境，他深感困惑、恐惧和羞辱。经过漫长的旅程他才到达了相对安全的喀布尔，却发现很难在那里安顿下来，他对自己的工作也失去了兴趣。于是他和家人一起决定，不如到英国重新开始。

他告诉我他的国家是多么美丽，而他在英国的生活是多么灰暗和不受欢迎。他伤感地说，他想念阿富汗。在英国生活一直很艰难。他不得不寻求庇护，也很难找到工作。由于无力养家，他感到很挫败，最终在一家小型出租车公司当轮班司机。冬天他的房子很潮湿，厨房里到处是蚂蚁，这也让他烦恼异常。此外，他的疼痛，特别是胸痛，持续困扰着他，于是他去寻求医生的帮助。全科医生为他进行了检查，最初担心疼痛可能是心脏病引起的，于是给他做了胸部X光检查和心电图，结果这些部位并没有问题。但疼痛仍在加剧，开始向一只手臂辐射，手臂开始颤抖，他的腿也持续疼痛。在没有其他事情可做，也没有明确诊断的情况下，医生给他开了止痛药，然而并没有效果。全科医生有些犹豫，但还是让他使用了药效更强的止痛药，这在最初起到了作用，后来效果却似乎消失了。马吉德又回到原点，但此时他已对阿片类药物上瘾了。

在接下来的几个月里，他在心脏科被诊断为"非典型胸痛"，几个月内回诊了数次，心脏科对他失去了兴趣，并以"无心脏原因"为由要他别再来回诊了。他又去风湿病科和神经科求诊，每次都进行了血液测试和检查，但都没有找到疼痛的原因。最后他被转诊到了疼痛诊所，他们用不同的药物和治疗组合进行了大胆的尝试，但没有成功。对以上的所有治疗，马吉德均礼貌接受，但显然没抱热情和期望。十八个月后，他似乎想尝试更好的疗法，所以被转介给了我。

对综合医院的精神科医生来说，持续疼痛的转诊总是十分有趣。因为它的许多致病因素超出了人们通常对疼痛的认知。20世纪50年代和60年代的早期研究表明了疼痛体验中的文化因素。在20世纪50年代美国的一项著名实验中，人类学家马克·兹博罗夫斯基特地选择了纽约不同的"民族文化"志愿者群体[4]。研究的主要重点是犹太人、意大利人和"传统美国人"（通常是白人新教徒）志愿者。他们中的大多数人目前都有疼痛的症状，大多数人因椎间盘滑脱或其他脊柱问题而感到背痛。之所以如此分类，是因为意大利人和犹太人被认为会夸大痛苦，而"传统美国人"则充当对照组，其他文化可以与之进行比较。

研究人员发现，虽然意大利裔和犹太裔美国人患者对疼痛都有情绪反应，但意大利裔美国人主要关注疼痛本身的体验，而犹太裔患者则更关注疼痛的原因以及疼痛对他们的健康和未来的意义。这反映在他们对止痛的态度上，意大利裔美国人更容易接受止痛药，而犹太裔患者则担心依赖性，还担心药物是否会掩盖未经治疗的潜在疾病。这意味着当犹太患者的痛苦缓解时，他们的担忧并没有消除，对医生的信任也不一定会增加。研究人员发现，"传统美国人"喜欢以非情绪化的方式谈论自己的疼痛，提供对疼痛的描述和事实性的说明（"非情绪化观察者的独立角色"），以帮助医生在诊断疼痛时更好地发挥作用。他们认为，对痛苦表现出情绪化只会阻碍这一过程。因此，对于相同类型的疼痛状况，人们对疼痛的体验和沟通方式似乎存在文化差异。

但是人们在疼痛阈值，即疼痛的感受点上的差异又是什么呢？20世纪60年代的一项研究对志愿者进行电击，以探索疼痛阈值[5]。这项研究与上述兹博罗夫斯基的研究有一些相似之处，在对美国新教徒、爱尔兰人和犹太人群体进行测试后发现，他们的疼痛耐受力相似。由于犹太志愿者知道疼痛的原因，他们不太关心"为什么会痛"，这有助于他们更好地忍受疼痛。我们可能都有过这样的经历：知道疼痛的原因并不严重，会使疼痛减轻许多。自发性胸痛比网球击打胸部引起的疼痛更令人担忧，因此也更痛苦。这说明了疼痛的意义及其对感知的影响。大约在同一时间进行的一项类似研究表明，犹太受试者的疼痛阈值较低，但若他们得知该实验是为了观察哪个宗教团体能够忍受更大的疼痛后，他们的疼痛阈值就不再低了[6]。所有这些都证明，当我们经历痛苦的刺激时，痛苦的意义和我们的情绪在经历痛苦的过程中所起的作用，比我们想象的要大得多。

加拿大西安大略大学（The University of Western Ontario）的罗曼在一本引人入胜的书中总结了不同的文化对疼痛的描述有多么不同，这也很有趣[7]。在一项研究中，爱尔兰志愿者倾向于避免使用关于疼痛的语言，因此他们不会说某个部位有多痛，比如抱怨眼睛疼痛，他们会说"疼痛就像我眼中的沙子"。另一方面，意大利受试者报告的症状更广泛，并发现疼痛更具致残性。据说，日本患者用简洁且相对受限的语言表达疼痛，例如将疼痛描述为剧烈或不剧烈、浅或深、横向延伸或受限[8]。而英国人会更多使用隐喻来描述疼痛（这当然是我在临床上与患者交谈的经验），如

165

"灼痛""射痛"和"刺痛"[9]。考虑到人们描述自己痛苦的方式,这就引出了一个问题:你描述痛苦的方式,以及你描述痛苦的语言,是否会影响你体验痛苦的方式?我相信,随着全球化的进一步发展,20世纪60年代实验中体现的许多文化差异会逐渐淡化,毫无疑问,文化之间的差异并不像实验设计中那样明显。但它确实告诉我们,疼痛几乎没有客观的衡量标准,而我们体验疼痛的因素很可能来自我们的文化、使用的语言以及疼痛对我们的意义。

当然,其他因素也不容忽视。其中一大因素与我们对疼痛的评估及其含义有关,通常被称为"贝叶斯概率"。它描述了我们自己对概率和风险的主观估计,以及如何根据新的信息修改主观估计。贝叶斯概率与正常概率不同,正常概率关注的是概率已知的情况,比如我们已知掷硬币出现人头这一面的概率是二分之一。

但如果完全不知道概率呢?如果问题是我手上的这种疼痛有多大可能性是严重病因引起的呢?你可能做了些检查,结果显示正常,这当然令人鼓舞。但你可能仍然坚信,如果你身体的某个地方疼痛,那么一定有其原因,只是医生找不到罢了。所以,假设你脑海里一开始就设定了一个数字,比如认为该疼痛的病因严重性的概率是75%,那么在这种理念下,你会认为继续移动或锻炼你的手会造成损害。

你还会得到其他信息——比如来自你手上疼痛感受器的反馈,可以改变你对存在严重病因的信念。如果你的手几乎没有疼痛,就可能会降低你对严重病因发生概率的估计,让你觉得不必担心。但如果你活动手时疼痛剧烈,你就可能会将病因严重性的概率提高到90%。

但是，如果你之前对手部疼痛的严重原因的预测是错误的，会发生什么？如果真正的答案是该疼痛病因的严重性概率只有1%，而不是你开始以为的75%，又怎么办？你是否会根据你手上的反馈来纠正你的信念（"没那么痛苦，也许我是白担心了"），把严重性概率向下修正？还是说，你会因为信念太过强烈而歪曲了手上的反馈？（"我不能把手移得再远一些，任何移动都令人痛苦……"）换句话说，我们是更可能相信来自感官的证据，还是更可能相信脑子里的信念？我的经验表明是后者。你的大脑"自上而下"的预测，会扭曲你对手部疼痛感受器的感知，因此手部的任何动作都会激活疼痛。换言之，我们的大脑更喜欢它认为真实的东西，甚至会扭曲现实以符合这种期望。

最终，我们需要对手部疼痛的病因有多严重做出最后的裁决。如果信念的出发点是坚定的，那么大脑的最终裁决就是该疼痛的病因是严重的。由此，来自该部位的所有感觉都会被扭曲，感觉更加疼痛，你更加避免使用手，而使用时会进一步增加疼痛感，也再次证实存在着严重病因的假设。

事实上，安慰剂之所以有效，就是这个道理，只是情况相反而已。尽管安慰剂有强大的作用，但实际上它不含任何活性成分，而许多服用安慰剂的人甚至报告了副作用，这着实很有意思。当然，它们可以帮助治疗这种疼痛。当给予安慰剂时，患者会有自上而下的信念，认为疼痛会开始改善。拿刚才举过的例子来说，这意味着来自手部神经的自下而上的感觉被解释为不那么痛苦，手便会被更多地使用，大脑越来越意识到这些感觉实际上并不痛苦，这又强化了疼痛正在缓解的信念。大脑自上而下的裁决很快就变成了"疼痛正在消退,药片正在起作用",而且随着时间的推移,人们对于手痛这件事的关注逐渐淡化,现在它已经开始正常工作了。

当然,在繁忙的诊所里,这点很难解释,因为这又可以追溯到人们为什么会有这样的信念。我们并不是从一开始就对世界或我们的身体抱有偏见。我们每天醒来都会对世界有一套先入为主的期望,这些信念通常不会被周围的证据所改变。例如,天生偏执的人会认为,当他们上街时会有人故意打量他们,或者走在人群里,他们会更容易被人推搡,即使客观上并非如此。

这方面我有亲身经历。我去体验虚拟现实的图书馆,走在其中感觉非常不安,而虚拟现实正是用来证明这一点的。当我穿过虚拟图书馆时,坐在桌子旁的虚拟人会以一种情感中立的方式抬起头来。当试验中的一些人被要求走过完全相同的虚拟现实图书馆,同一个人物抬起头来看着他们时,他们会认为这些良善的人,也就是我见过的虚拟人,更具敌意和威胁性[10]。这些受试者对虚拟人物中立的面部表情有着非常不同和不信任的理解。这进一步证明,我们对周围世界的看法扭曲了正在发生的事情的真实性,因此两个人可能处于完全相同的情境中,但对所发生的事情的解释截然不同。如果人们对自己的身体抱持某种信念,例如,所有的感觉都必须认真对待、疼痛一定始终是严重疾病的标志、医生通常会漏掉严重的诊断,那么所有这些都将强化高度警惕的状态,疼痛也会加剧。

影响疼痛的另一个因素是情绪。与非抑郁症患者相比,抑郁症患者会感受到更多身体上的症状,比如疼痛[11]。事实上,抑郁症伴随身体症状是一种常态，而非特例。如果抑郁症患者对生活缺乏动力或热情，他们通常会反复琢磨疼痛这件事，其结果必然是加剧疼痛。当人们感到沮丧、情绪低落或倦怠时，疼痛会变得更加棘手。持续的疼痛体验会使人更加沮丧，并导致抑郁恶化，而抑郁又会加剧疼痛体验，最终抑郁和疼痛形成恶性循环。

焦虑症同样会加剧这种疼痛循环。我见到的大多数患者一开始都会担心疼痛意味着什么，并且拼命上网搜索症状。在我长达近三十年的职业生涯中，病人们在网上搜索症状后，没有一个人会因此安心。这本身就是一个有趣的话题。我得承认，我看到的人群样本存在偏差，因为那些通过互联网搜索病因而感到安心的人，最终都不会去看医生。更普遍的经验似乎是，当你搜索一组症状后，产生的问题远多于需要解决的问题。首先，最罕见或最不可能引起症状的原因几乎总是吸引患者眼球，而对症状原因的焦虑也会加剧。（"我的医生从来没有告诉过我，也许我需要兼听他人意见……"）这让人想起塞缪尔·谢姆（Samuel Shem）以菜鸟医生为主题的经典小说。他在书中评论说，当医生听到窗外的马蹄声时，他会认为是"马"，但当医学生听到马蹄声时他会认为是"斑马"[12]。对医疗知识有限的患者而言，谷歌搜索就像上述的斑马诊断一样。然而，持续的担忧和灾难性思维强化了自上而下的信念，即身体一定是出了问题，并且可能会扭曲个人感受到的症状。

也有证据表明，童年创伤使一些患者容易产生无法解释的疼痛。1985年的群组追踪研究是这方面最重要的研究之一[13]。该研究的对象是在1958年的某一周内出生的17000多人，研究者多年来一直在密切关注他们身上的各种问题和状况。由于这些年来收集了大量关于他们的数据，当某些病情随着时间推移而发展时，研究人员可以回顾过去，看看在出现这种情况的个体中是否有任何相同因素。当研究人员观察慢性广泛疼痛时，他们发现接受过机构护理的儿童患这种疼痛的风险更高。童年经历过母亲死亡或经济困难的儿童也是如此。因此，至少对某些人来说，童年时期的困难经历对他们今后的发展和感受痛苦的方式产生了影响。事实上，童年创伤是一系列不良健康结果的标志，而不仅仅是无法解释的疼痛。美国一项大型研究表明，童年创伤与心脏病、肝病、癌症和肺病的发展之间存在关联[14]。该研究的作者认为，童年的创伤经历可能会导致不健康的应对措施，如吸烟、饮酒、药物滥用或有多个性伴侣，这些措施可能会暂时缓解压力和不快，但如果被用作主要的应对措施，则会导致寿命缩短和持续的健康不良。

止痛药对马吉德的作用不大，所有治疗都难以减轻他的疼痛，其中有很多原因。他显然非常焦虑，事实上他有很多焦虑症的典型特征，比如灾难性的想法和持续的不良预感，同时他抗拒任何心理治疗。他认为，这种疼痛是绑匪虐待造成的永久性身体损伤，而医生们对此缺乏经验（在他看来也缺乏兴趣）。被转诊给精神科医生时，他感到既困惑又愤怒。不过他觉得自己应该去看精神科医生，以此"证明我没有疯，医生"，这样一来就能回到先前已经给他结束治疗的医疗诊所，重新挂上专家号，期待自己能接受更有效的治疗。

随着面谈的深入，气氛有所缓和。他说到自己被绑架的巨大耻辱，说到他的恐惧，也说到自己仿佛在心理上被人阉割了。他试图抑制泪水,但没能做到,他匆忙地用手帕擦了擦眼睛。他开始放下心理负担,滔滔不绝起来。他谈到了自己不工作、无法养家糊口的耻辱,谈到了自己的噩梦,在噩梦中他看见自己被绑架并被捆绑起来,以至于他害怕睡觉。他谈到了走在街上的恐惧感,尽管他知道没有人在找他。他谈到了远离祖国和朋友的孤独,谈到了他从未真正克服的文化差异,谈到英国人的保守气质、交朋友的困难。他接着跟我探讨不得不来到我这样的精神科的耻辱,这是他一生中从未想过要做的事。最后,在谈了很久,远超预定时间后,他出乎意料地问我对他的痛苦有什么看法,我是否认为这是心理上的问题。

在接下来的几个月里,我们见了几次面。马吉德总是很早就来赴约,用一种理智探究的口吻和我对话,对于用心理学的方式阐释自己的痛苦这一点,他仍然将信将疑。他最喜欢讨论贝叶斯概率,认为这是一个足够理性和抽象的疼痛概念,不具有威胁性,他也承认这可能有一定的价值。我们尝试了分散注意力的方法,以帮助他将注意力从疼痛中转移出来,看看这是否会压倒他对疼痛的焦虑,并暂时中止他自上而下的信念,即他的疼痛是严重且在恶化的。我们还谈到了可能性:医生们未能找到导致他疼痛的严重原因,这是否意味着本来就没有严重的原因?还是如他所认为的那样是医生遗漏了什么?我们理性地审查了正反两方面的证据,他现在看到的证据均表明他的疼痛病因并不严重。我们讨论了他要如何融入社会并在这里建立生活,以及他该如何重新培养目标感。尽管如此,我们还是避免直接谈论情绪,比如他的焦虑症,因为这让他感到不舒服。任何关于抗焦虑药物的讨论都会引出对神经递质、疼痛路径以及药物到底在哪里起作用等问题的冗长而理智的讨论，而我的回答从未真正说服过他。

随着时间的推移，他开始减少止痛药的用量，他说止痛药总会让他感到疲劳。后来，他彻底停止服用止痛药，并把这视作一种"实验"，这很符合他喜爱科学的本性。马吉德最终宣布自己的病情有所好转，便不再频繁过来面谈。他仍然担心疼痛会回来，担心所有的"如果"，但他的妻子现在怀孕了（他此前一直守口如瓶），他觉得自己需要投入接下来的生活了。如果有需要，他可以随时联系我。

我之后再也没有直接收到他的消息，但他曾打电话给我的秘书，说他有了一个女儿。让我印象深刻的是，尽管存在文化差异，尽管他向我展现了他的不幸，但他的情况很典型。一旦他克服了被转诊给精神科医生的尴尬，他逐渐能够理解另一种解释他的疼痛的概念，随着时间的推移，这种概念开始变得有意义，所以我的建议似乎是合理的。可以说，他从未准备好接受自己患有焦虑症这一事实，但精神病学和其他医学一样，就是要找到一种应对问题的方法。令我欣喜的是，马吉德最终还是成功了。

第十四章
求死之心

我的办公室通常很整洁，文件整齐地堆放在一起，便宜但宽大的办公桌上，钢笔沿桌面仿木材的纹理排列着，透露出一点强迫症的意味。办公桌上还放着一台国民医保机构提供的大型台式大电脑。我发现，工作时乱七八糟的状态会让我感到烦躁和不知所措。（相比之下，在家里的首要任务是放松和舒适，我几乎不会注意到东西乱了。）因此，办公室对我来说成了平静的绿洲。办公室里还有个小桌子，上面有一台咖啡机，一个盛着很多彩色咖啡胶囊的碗，几个我莫名喜欢的厚实马克杯，还有一个透明的水壶，但我没想到只用了一次里头就满是水垢了。

会诊结束后我松了一口气，准备上传门诊记录，当天晚些时候这些记录会被打印出来回到我手上。我想，这是为数不多科技让生活变得更轻松的例子之一。今天，在整洁的办公桌上，有一份我给自己买的礼物。这是我周一给自己的例行犒赏。因为这一天我上午和下午都有门诊，午餐时间还要督导一名初级医生。若在我一天仅有的二十分钟空当里，能像动物园里的海豹一样得到一个奖励,我就会表现得更好。我今天的奖励真的像给海豹的一样,是一份生鱼片寿司。我打开盒子,思考如何处理所谓的"沙拉"配菜。(是用来吃的还是用来装饰的?)正当我将酱油与芥末搅拌在一起时,突然有人敲门。于是一整个下午,我的寿司就这么放在办公桌上,直到我当天晚些时候回来时,才注意到房间里弥漫着一股鱼腥味。

敲门的是我的住院医师,他想和我讨论一个紧急转诊的问题。病人来自肿瘤科,是一名五十多岁的女性,名叫阿普丽尔,患有肺癌,如果不及时治疗就会致命。虽然她需要经历一些令人不快的化疗和放疗,但在这个阶段还不算太晚。阿普丽尔目前住在肿瘤科病房,她告诉肿瘤科医生,自己已经下定决心不再接受任何治疗。

我去病房看望阿普丽尔,想到她拒绝治疗的后果,总是感到不安。我感到肩上的担子很重,此事若处理得好,就有可能带来生命的转机,而一次笨拙或处理不当的咨询则可能造成致命的后果。一到病房,我就邀请阿普丽尔来日间休息室。日间休息室是专为病人设立的,让他们能在病床外有个休息的地方,那里通常有几把扶手椅或沙发,窗台上还堆放着几本书。不过,日间休息室里很少有人,今天像往常一样也是空的。我朝沙发做了个手势,于是她坐到了沙发的一边,我面对着她,坐在那张大得过分的扶手椅上。

咨询开始时,我避开争议太大的话题,而是询问了一些她的背景。阿普丽尔来自英国南海岸,那里的生活方式通常被视为"另类"。她有点鄙视我所代表的东西,也就是医学界那种刻板、传统、压抑、缺乏想象力和社会关系保守的风气。她花了一些时间来克服这一点，并顺利参与到我们的面谈中。平心而论，我也要花点时间才能忘记她扎染的宽松长裤、手镯和凉鞋。我想到了格林汉姆妇女和平营（Greenham Common）[i]，想到了反资本主义抗议活动，她的鼻环也让我想起安格斯牛。我认为大多数医生不反对"另类"的生活方式，却很难尊重"另类"的健康理念，特别是当它们导致寿命缩短时。

因此，在我们双方都带着一套偏见的情况下，我开始询问艾珀尔的病史。

一聊起来，我就对她产生了好感。她敏锐、机智、有自我觉察的能力，还有一种自嘲的幽默感。我认为她对我也有好感。我们过着完全不同的生活，但被共同的人性和相似的幽默感联系在一起，进而相互理解、喜欢和尊重。我们谈到了她不寻常的童年，她还是小女孩时就经常搬家，有一段时间为了躲避父亲的家暴，还和母亲住过妇女避难所。后来，她辍学了，跑到伦敦的一艘游艇上住了一段时间，然后又在各种各样的非法居住区和公社居住过，周末到市集卖自己设计的珠宝赚钱维生。我们年龄相仿，我想到了在曼彻斯特郊外度过的童年。我先上了预科学校，接着去

---

i 格林汉姆妇女和平营：围绕英国皇家空军以前的一个基地——格林汉姆公地（Greenham Common）所进行的妇女和平示威活动。20世纪80年代的冷战时期，英国政府曾允许美国在那里安装核导弹。许多人对这一行为感到愤怒，一群女性示威者从威尔士步行100英里来到格林汉姆公地，在那里建立和平营，以和平方式干扰核导弹的部署。参与者最终壮大到上万人。

了独立的文法学校，然后进了大学。我想到了成长过程中得到的安全和保障，当时认为这样的生活传统又无聊，现在看来却是一种幸福。我不知道，如果我过上了阿普丽尔的生活会变成什么样子，多半不如她应付得那样好。她从未想过结婚或进入稳定的亲密关系，她表示不信任男人。然后她匆忙笑着找补说，作为一名医生，我并不被算在男人之列。说完，她意识到这句话听起来很奇怪，又笑了起来。我们聊了一会儿，然后她说出了想见我的真正原因。我原以为是关于替代疗法和传统疗法的差异，或者是什么抨击"西医"的问题，结果都不是。她告诉我，肿瘤医生已经详细地向她介绍了治疗方案，但她不喜欢那些方案，希望有人帮助她结束生命。

这种情况现在越来越普遍。在我从医的这几年里，人们对医疗决策的看法发生了翻天覆地的变化。我刚踏上从医之路时，医学伦理似乎很简单明了。相关的道德标准只有四个因素：行善（为患者做好事）；无害（不会对患者造成任何伤害）；自主（患者自主决定的权利）；正义（公平分配整个社会资源）。在某种程度上，这既是一种医疗家长式作风的反映，也是造成这种作风的原因。在这种家长式作风下，医生会在决定哪种治疗方案为最佳时，把自己的意愿强加给病人。如今，我们已经远离了这种模式，家长式作风已经成为医学界一种令人诟病的概念，被视为旧时代的产物。然而，我的观点是，患者——至少某些患者，认同并喜欢家长式作风。特别是当人们受到惊吓或身体不适时，不希望医生给他们一长串的选项，然后让他们自己选出一个最好的。在这种情况下，人们通常希望医生能告知他们该做什么。如果有可能，病人总是会问医生，如果正在接受治疗的是他们的亲属，医生会怎么做。

当我还是一名新手医生时曾跟随一名外科医生工作，他就是外人眼中典型的那种外科医生：嗓门大，固执己见，不耐烦，脾气暴躁。记得有一次我们上午查房，主任医师会在住院医师、护士、物理治疗师、职业治疗师和医学生的陪同下在病房里巡视，查看当天的手术清单以及前一天动了手术正在康复的患者。他停在一位中年妇女的床边，以专横的口气跟她说，当天他将为她做肠道手术。

"医生，你要做什么手术？"病人在床上颤抖着问。这位外科医生涨红了脸，病人竟然冒失地想了解更多关于她自己的手术情况。

"女士，"他咆哮着，床边薄薄的围帘随着他说话的力度而飘扬起来，"我是医生，你是病人。我认为最好由我来决定你需要做什么手术。"不等回复，他就生气地掀开帘子，走到了下一张床边，我们也匆匆忙忙地追上他。

查房结束后，住院医师、高级住院医师和我回到病人的床边，为主任医师的行为道歉，这是我们现在都习惯做的事。当我们走近时，她坐了起来。住院医师在床角坐下，还没开始道歉，病人就依恋地凝视着主任医师离开病房时的背影说："哦，真是个了不起的人。"这下没有必要道歉了，住院医师只补充说明了她手术安排的时间。几分钟后，我们一起默默离开了病房。

医疗家长制是当时的一种模式和普遍行为。然而，当我们急于将其视为过去的糟粕，当它被谴责为医生们自以为是的典型症状时，我们忽略了医护的重要一环，即患者有时喜欢让他们的医生负责，而非自己承担做决定的负担。如今已是病人自主的时代，病人的自主权高于其他所有价值。这样的价值观当然不仅仅体现在医疗界，而且总的来说是一件好事。然而，这导致了一些自相矛盾的道德状况。例如，如果一名患者服用了过量药物，并且他们被判定为有心智能力或已预先做出有效的医疗指示，那么他们做出自主决定的权利就意味着，医生若试图挽救他们，可能会被视为对他们造成伤害（违反了"无害"的道德义务），而让他们死亡可能会被认为是对他们有益（"行善"的义务）。

这将我们引向当前医学界最大的伦理挑战之一，即关于协助死亡的争论。协助死亡意味着患者在医生的帮助下结束生命。这与停止维持生命的治疗或安乐死不同，以上两者是医生亲自为患者注射致命药物。而协助死亡意味着医生对患者进行评估，确定他们正在遭受痛苦，并且有能力做出结束生命的决定，然后向他们提供死亡的手段。如今，在美国的几个州、澳大利亚和哥伦比亚的一些地区以及包括荷兰、比利时和瑞士在内的欧洲国家，协助死亡都是合法的。全球范围内的潮流都坚定地朝着这个方向发展。在英国，已经有人试图提出这样的法案，在我看来，协助死亡取得合法性只是时间问题。

可以坦白说，我反对协助死亡，更反对医生参与其中。虽然有些人可能做出了冷静和理性的选择来结束自己的生命，但有无数人可能会因受到压力或胁迫而这样做。我记得有一次听人说，晚上之所以要锁上前门，不是为了防止有人强行闯入，而是为了阻止路过的人顺手开门。同样，英国制定了禁止协助死亡的法律以保护弱势群体，即那些可能被迫同意结束生命，以"不成为家人的麻烦"的人，而不是那些可能已经深思熟虑决定结束生命的人。临近生命的尽头，病痛和恐惧可能会让他们面临一种压力，无论明示还是暗示——如果家人必须为他们支付医疗或养老院费用，就拿不到原本可以获得的那笔遗产了。此外，他们还可能感到另一种压力，即要让家人从照顾他们的负担中解脱出来。脆弱、恐惧的病人们只有决定通过协助自杀来结束生命，才可能感受到家人的爱、接纳和重视。

有一年圣诞节，当我以初级医生的身份在急诊室工作时，看到一位老妇人被儿子和儿媳带进来。她的儿子告诉我，"她就是感觉不对劲"，然后让我评估。我开始向这位女士了解情况，她穿着医院的长袍，坐在急诊室的床上。

"我听说你感觉不舒服。"我开始了对话。

"我一点毛病都没有。"她边说边哭了起来。

"嗯，你儿子认为有。否则他为什么要把你送到急诊室来？"

"他们只是不想和我一起过圣诞节。"

我瞬间惊呆了。医学面谈有一套模式化的方法来评估问题，而此刻的情节却没有按照剧本走。我找了个借口走开，想去找她的儿子和儿媳了解更多细节，结果被告知他们已经离开了急诊室。我按病历上的号码给他们打了电话，但电话关机了——无法联系上他们。我回到急诊室，问急诊室护理长该怎么办。

"哦，遗弃老奶奶现象，每年圣诞节都会发生。"她见怪不怪地说着，从橱柜里拿出一小瓶生理盐水。

"嗯，现在是12月24日。我该怎么办？"

"找找社工试试。"

我打了电话,收到一条自动回复信息,说办公室现在放假了。此时急诊室里的病人越来越多,最终我意识到没有希望了。在找出解决方法之前,老太太先被送进了老年病房,她在病房里度过了圣诞节。

这件事让我很不安。但护士们对这种行为太习以为常了,甚至还给它起了名字,让我很震惊。医学能让人快速成长,我从前认为人们总是举止得体或尊重老年人,但很快我的观念改变了。每当有人讨论起协助死亡时,我就会想到这件事。

当这些问题被摆在立法者面前时,人们常说,我们不必担心,会有保障措施的,想要结束生命的人会由经验丰富的医生进行评估,以确保弱势群体得到保护。我只能说,身为被要求进行此类评估的经验丰富的专家,这种说法根本不能使人放心。要真正了解一个人的动机是极其困难的,请求协助死亡的动机也不例外。尤其当一个人感到恐惧、脆弱或想要取悦他人,并做出他们认为别人希望他们做的事情时。如果一些医生基于道德理由,决定不参与协助死亡,并表现得像是出于良心拒服兵役的人,那么做出准确评估就更难了。这样一来,就给了那些广泛支持协助死亡的医生机会,他们可能会觉得患者的愿望是可以理解的("如果你是他,难道不会有那种感觉吗?"),因此更倾向于点头同意这样的请求。

事实上,有越来越多的证据表明情况已经如此。尽管有争议,但协助死亡最初是为了饱受痛苦的绝症患者(通常被认为生命不足六个月的人)而设的。在比利时、卢森堡和荷兰[1],协助死亡扩大到包括未患绝症的精神病患者,据估计,目前比利时[2]和荷兰[3]协助死亡的案例中有3%是精神病患者。精神病通常不是绝症，自杀冲动往往是疾病本身的一部分。让这些人以国家认可的方式结束生命，这应该是每个人都应当慎重对待的问题。

一项研究表明，要求死亡的荷兰精神病患者中有50%患有人格障碍[4]（这是一种非常易变的诊断，症状表现为对社会压力敏感），这一数字与比利时相似[5]。20%的患者从未因精神健康问题而住院（这让人怀疑他们的严重程度）。在56%的病例中，孤独和社会隔离被认为是一个重要因素。这反过来又提出了一个问题，即协助死亡是否被用来代替适当的社会和心理健康保健。也许这项研究中最令人不安的统计数字是，在荷兰12%的案例中，三名陪审员并未就决定达成一致意见，但协助死亡还是进行了[6]。

毫无疑问，公众在很大程度上支持协助死亡，估计支持者约占总人口的80%[7]。然而，有意思的是，人们掌握的信息越多，就越不可能认为协助死亡是个好主意。与普通公众相比，支持协助死亡的医生人数较少（从40%到55%不等）。在那些从事姑息治疗或老年护理的医生中，协助死亡的支持率甚至更低[8]。姑息疗法医生明白，对大多数人来说，高质量的姑息疗法确实意味着对死亡的渴望会减少。我的经验是，当人们要求死亡时，通常会传达一些不同的信息——他们是在寻求帮助得以生存下去。他们说，不知道如何应对所面临的问题，自己正在寻求帮助，以克服眼前似乎无法解决的困难。如果对他们的请求信以为真，将他们送往最近的协助死亡诊所，那就是放弃了我们对病人的责任。协助死亡将很快成为一种更便宜的治疗患者的方式，一旦情况变得困难，放弃对患者的治疗将更加容易。事实上，一些病人入院时确实抱着"被安乐死"的恐惧,如果这种做法合法化,肯定会加深这种担忧。

当人们被要求想象自己未来可能会瘫痪或患有严重残疾的时候,他们通常会说自己想死。对一些人来说,如果他们不能再骑自行车、跑步、打网球或开车,那么他们宁愿去死。然而,我清楚地认识到,当人们处于那种境地时,比如发生事故或患上什么疾病,他们思考生命(和死亡)的方式就和以前不一样了。如果他们被问及是否想死,真正想死的可能性远低于他们的想象。人们通常会给自己的生活找到不同的意义,以适应当下所处的不同环境。

对许多人来说,渴望死亡和请求协助死亡与对失去控制的担忧有关,他们担心自己会在痛苦中死去,也不想给他人带来负担。他们可能认为,放弃生命比放弃对其他事物的控制更好,这通常来源于他们长久以来对"靠人不如靠己"的深刻体悟,总是认为别人会让自己失望,这种观点通常源于他们早年的生活经历。相比之下,也有一些人感到非常无助,十分依赖他人,对他们来说,渴望死亡仅仅是因为感到自己无法应对生活中的难题。所有这些都表明,我们可能需要给予患者更多理解、同理心、更好的护理和更多时间,这对他们的帮助远远超过协助死亡。从事姑息治疗的医生要到患者生命最后的时刻,才会提供他们选择权和控制权,因为他们更了解病人的需求,这也是为什么他们之中有这么多人反对协助死亡。

但阿普丽尔就坐在我面前,请求我帮助她去死。她说她不是立马就要死,但是也不想活很久,特别是当她不能再忍受自己的症状时。她希望我支持她结束生命，即使这意味着她要去瑞士的诊所才能办到。这就牵涉到一个问题，根据英国的医疗指南，我们不允许做任何可能被视为鼓励、协助或通融想要协助病人自杀的事情。我们又聊了几句，但我很难想出自己还能做什么。

我也很难从情感上摆脱这种状况。我理解她，也欣赏她的个性，她的立场虽然清晰明了，却是我无法支持的。我们讨论了她是否会考虑接受肿瘤学家建议的治疗，她断然否决了。她明白我无法帮助她自杀，我们陷入了某种僵局。她没有任何我可以诊断出的精神疾病，也没有心智或大脑的紊乱，简而言之，没有什么会影响她在生活中自己做出选择的能力。

我在日间休息室里逗留了一会儿。她看上去有些惆怅，说我让她吃了一惊，她的决定让她一时没有那么舒服了。我想她感觉到她的决定对我很重要，在这一点上她绝对是正确的。阿普丽尔这个病例，让我很难将自己的职业角色与个人观点分开。我想花更多的时间试着说服她接受治疗，给自己一个活下去的机会，但她心意已决。我转身离开，留她独坐在休息室的印花图案沙发上，旁边的桌子上放着一个塑料花瓶，里头插着假花。我怀着沉重的心情离开了。几个月后，我听说她在病房里离世了，离入院才刚刚一个星期。我不知道她是否尝试过去协助自杀诊所，但我知道她终究不是在那里结束生命的。我真心希望，不管结局如何，她的心都是平静的。

第十五章
思虑过度的代价

那是一个下午的门诊,凯伦走进了我的诊室。当时,我即将处理完几天来不断积累的电子邮件,这些未完成的工作散发出微弱的威胁。大多数电子邮件都是通知,被我直接删除了;有些需要简短的回复,我也很快回复了他们;一两封邮件需要多花点心思,所以我先把它们放在一边。有一封来自精神科的医生同事路易斯的电子邮件,我刚开始给他写回信,接待员就打电话告诉我,下午门诊的第一位病人到了。

我在桌子上翻了一下,找到了病历和转诊信。这是糖尿病和内分泌科的一位顾问写的。凯伦四十九岁,多年来她的糖尿病一直控制得很差,已经开始出现并发症,包括肾功能受损以及一些眼部问题,所以最近她被转诊去接受激光治疗。顾问和她的团队尝试了各种不同的胰岛素制剂、给药途径和时间,但都没有效果。凯伦的糖尿病控制在持续恶化,每一天的控制不力都会导致结果一点一滴不断恶化。转诊信中透露出一丝恼怒:"我们试过一千种方法……不管我们怎么警告……凯伦就是不接受……"转诊精神科肯定是糖尿病团队的最后一搏,最后一次试图挽救。("我们想知道精神科评估是否能够提供改善的方法"。)糖尿病团队的恼怒反映了医生们眼睁睁看着患者的健康恶化时的无助感,但只要患者愿意,结果其实是可以改变的,这更加重了医生的无助感。我们都经历过类似的情况,我们都见过聪明的孩子对老师和家长的恳求置若罔闻,但只要他们愿意,他们真的可以出人头地。足球学院里有很多天才球员,但由于缺乏动力,他们始终无法发挥出自己的才能,只能流落到低级别的联赛。在医学界,没有什么比眼睁睁看着一场完全可以避免的悲剧上演更令人心碎的了。

凯伦并不像我想象的那样缄口不语,目中无人。以前也曾有人迫于压力来到我的诊所,坚决宣称这是浪费时间,对每一个问题都摆出消极态度。凯伦不同,她似乎很放松。她看起来比实际年龄年轻,直发齐肩,穿着户外服装、海军蓝机能长裤和深蓝色羊毛衫。她离开学校后一直在铁路局工作。她有两个儿子和一个女儿,还有一个她没什么好感的丈夫。她没有公开表现出对他的敌意,而是透露出一种轻蔑的冷漠。丈夫很爱她,但她认为这只是进一步证明了他的贫穷和软弱。

凯伦已经不记得她得 1 型糖尿病前的情景了。她童年时就确诊了,糖尿病从此改变了她的生活。她不仅得注意饮食,吃饭前还得给自己注射胰岛素,她觉得这很尴尬。随着青春期的来临,她越来越不满糖尿病对她生活的限制。她必须定期检查自己的血糖读数,并开始意识到未来的生活充满了负担和限制,而这些负担其他人都没有。

她十几岁时嫁给了青梅竹马的恋人。这种迷恋没有持续很久,她开始鄙视他胸无大志,很快就厌倦了和他一起生活。她感觉就像是有一张网在渐渐收紧,糖尿病和单调的生活让她陷入困境。工作是她唯一喜欢的事情,她在户外工作的自由中获得了一些乐趣。"我不喜欢你的工作,整天待在办公室里。"她对我说。

她努力适应工作,享受与同事们的友情。她一天中的大部分时间都在外面,午饭也是在路上吃的,因为太难为情而不敢注射胰岛素。她不想让同事知道自己患有糖尿病,况且也总是找不到安静的地方注射。

"你认为他们会介意吗,如果知道你有糖尿病?"我问。

她轻蔑地看着我,叹了口气。"我只想做个正常人,不用每天都想着这件事。"

她就像个十七八岁的青少年那样,故意忽视自己的糖尿病。她发现不检查血糖能让自己好受点,因为这样就不会发现问题了。她下班后留下来喝酒,很晚才回家,这是她第一次享受无忧无虑的生活。渐渐地,糖尿病并发症开始悄悄累积起来。她也开始错过门诊预约,因为觉得医院的建议很烦人,反正她觉得自己很好。随着时间的推移,控制不佳的糖尿病开始影响她的肾功能。她意识到自己出现了并发症,这非但没有让她引起警惕,反而让事情变得更糟。她很难解释自己的心态,但似乎可以归结为:既然不能完全康复,干脆就不要好起来算了。她任由自己的健康持续恶化,到如今一切都来不及了。

尽管这个理由逻辑混乱,不过我有些能够理解她所说的话。因为几周前我也经历了一桩微不足道的小事,它令人出奇的恼火。一位朋友偶然提到,他用信用卡上累计的航空里程换了一张飞往罗马的免费机票。接着我们讨论了如何累计和使用航空里程数。没过多久我就意识到，如果我早办一张可以累计航空里程的信用卡，现在就有足够的积分来乘坐免费航班了。这个念头让我很纠结，现在才去办里程回馈信用卡，反而会提醒我几年前早就该办了，所以现在不去办卡心里反而比较舒坦，也不会再想这件事。我编了一些理由，解释为什么这么做不值得，但任何逻辑分析都会证明我的立场违背了自己的利益。毕竟，现在还不算太晚，我也没那么老，何不现在就开始呢？然而，我早就意识到，我们做出的许多决定，甚至是重大决定，都是由感性驱动的，与理性关系不大。

我问凯伦，既然她还没有真正准备好接受咨询，那她为什么要来我这里问诊。她想了一会儿。我看得出来她在权衡是否要告诉我。"是因为眼睛，失明这件事把我吓坏了。"她说。

她不太在乎死亡，但失明了，不能做自己喜欢的工作，对她而言是比死亡更糟糕的命运。她不知道如何扭转局面。她对自己的处境感到挫败，她也气自己任由事情发展到这个地步，每天都很痛苦。她发现每天早上起床越来越难，许多该做的家务也没有心思去做。她的丈夫尽了最大的努力，但她几乎没有时间陪他。一想到孩子的生活状况，她就更加内疚。当医生要求她打胰岛素时，说就算不是为了她自己，也要为了孩子，她听了觉得很难受。她对自己的孩子被用作借口感到愤怒，尽管她知道医生们说得有道理。她陷入了自己制造的陷阱，感觉继续陷进去要比把自己拉出来容易。她表现出一种既无奈又反抗的态度，这种反抗让别人更加难以帮助她。

事实本该是简单明了的。糖尿病是一种即使无法治愈，也可以控制的疾病。我们有专业的医疗知识来指导治疗，也有可用的药物，英国的患者无须支付任何费用。糖尿病控制不良的后果相当严重，会威胁到视力、肾脏、神经、足部和心血管系统。然而，尽管医院在她的护理上投入了大量资金，凯伦却不愿意管理她的糖尿病，导致了治疗失败和本可避免、代价高昂的并发症。

从精神病学的角度来看，凯伦处于一个诊断上的灰色地带，所有精神科医生，实际上是所有医生，都必须适应这个地带。她有抑郁症的症状，但抑郁症并不能概括她所有的问题。抑郁症并不能解释她内心反抗的欲望，她的愤怒、委屈和不公。更重要的是，即使抑郁症是明确的，我也确信，凯伦会认为我开抗抑郁药是一种自动反射、不加思考的反应，所以我也看不出提议她服用抗抑郁药有什么好处。

事实上，凯伦已经受够了别人来告诉她该做什么。我决定让她来提议下一步该做什么，这样她就可以重新掌控自己的生活。正如我所说的，她的行为有点像青少年，我认为当她被当作成年人那样对待，而不是被医疗系统当作婴儿，对她会是一个好的开始。我问她，如果她继续这样下去，她认为会发生什么。这个问题她不需要思考很久也能回答。

"可能会失明，然后失业。"

她停顿了一下。

我把问题反过来问："好吧，如果你勉强接受了糖尿病团队推荐的治疗，你觉得几年后你会怎样呢？"

"可能和我现在一样,继续工作,和朋友们来往,一如既往。"

该如何选择,答案很明显了,但我不会提出来。又是一阵沉默。

"但你不确定你要做什么。"这是一份论断,而不是一个问题。既然我没有给她任何可以反抗的建议,她反抗的姿态化作了眼泪。

"我想我没办法。我真的不知道。"她看起来焦躁不安,这反映出她尚未化解内心的不适。她会让愤怒和痛苦摧毁她,还是会选择以一种她认为是投降的方式活下去?这个选择对我来说可能很清楚,但对她来说不是。

像凯伦这样的患者无疑是痛苦的,他们陷入难以决断的境地,身体健康正在慢慢恶化。然而,心理上的问题除带来健康代价外,也会让他们付出经济代价。凯伦的并发症会越来越多,肾衰竭、肾透析和失明等都是迫在眉睫的威胁,这些都是一笔不小的支出。除此之外,她还会失去工作、收入减少,残疾津贴资格可能遭到取消,这些都是经济代价。不管如何以心理学概念描述凯伦的症状——也许是抑郁症,也可能是她的个性和对疾病的思考方式,但整体而言,结果大同小异。

据国王基金报告估计,在整个英国,长期患病的人比其他人出现心理健康问题的可能性高出两到三倍[1]。暂且不论心理问题将如何降低个人的生活质量,对国家而言,估计英国经济每年也要为此额外支出80亿至130亿英镑。在美国,一项针对60多万份保险索赔的调查研究表明,有医疗问题的抑郁症患者,平均每人支出的额外费用为1500美元至15000多美元不等,具体费用视病情而定[2]。德国一项针对30多万名患者的研究表明,精神病使住院医疗费用增加了 40%。这对任何医疗保健系统来说都是巨大的成本[3]。

许多研究都探讨了抑郁症对长期健康结果的影响，结果可想而知的糟糕。在你能想到的几乎所有疾病中，抑郁症都会产生严重的负面影响。例如，抑郁症会使中风后的结果恶化[4]，它会导致残疾、认知障碍和死亡概率增加。然而，尽管医学文献在这方面做了很好的描述，但中风后抑郁症的治疗并没有像物理治疗（比如抗凝血药物和理疗）一样受到重视。

抑郁症与心脏病的关系也是如此[5]。抑郁症本身就是患心脏病的重要危险因素。在心脏病发作后，抑郁症的出现更有可能拖长病情，导致死亡。这很可能是由于抑郁导致的种种化学变化造成的，但更重要的是抑郁对个人士气的影响。抑郁症患者对自己的健康不太在意。例如，他们可能继续吸烟，或继续保持不健康的生活方式和饮食习惯，久坐不动，或缺乏回诊的动力。虽然以上这些都是众所周知的，但如果心脏病发作后出现抑郁症，人们对抑郁症治疗的重视程度却不如对使用心脏药物的关注程度。这是一个奇怪的悖论，并无道理可言。我们知道抑郁症可以治疗，也知道治疗它会对整体疾病和生存率有好处。那么，为什么抑郁症得不到重视呢？我认为有两个主要原因。首先是因为人们普遍认为抑郁症是"可以理解的"，包括医生在内的许多人都认为这是一种正常反应。（"如果你处在他们的位置上，难道不会有那种感受吗？"）第二个原因是，医学已经被细分为越来越多的专科，心脏病专家通常对心脏问题得心应手，但在治疗（甚至识别）精神障碍方面却信心不足。

你可以像我每天所做的那样，在任何一家医院的不同科室走动，在每个科室你都会发现类似的故事。有呼吸道疾病的患者如果患上抑郁症，生存率会降低，症状也会增多[6]，他们戒烟的可能性也会降低（这通常是他们最初在胸科诊所就诊的主要原因）。同样，有抑郁症的糖尿病患者在用药时也不太谨慎（糖尿病药物和胰岛素注射的管理可能相当复杂）[7]，他们不太可能坚持糖尿病饮食，更有可能患上眼病和神经损伤，以及糖尿病的其他并发症，并且与有糖尿病的非抑郁症患者相比，总体医疗费用更高。总的来说，如果你患有糖尿病等内科疾病，抑郁症可能会增加患病和死亡的风险。

综合医院对精神病学的重视程度，完全不能反映出抑郁症等疾病造成的问题的严重程度。抑郁症并不是慢性疾病的附加因素，它可以被治疗，也可以被忽视，这取决于是否有人注意到它，或者是否有时间和兴趣治疗它。更准确地说，抑郁症通常是人们是否服用药物，或者是否决定改变生活方式的核心原因。更糟糕的是，抑郁症本身似乎对身体有害，导致人们更早地死去。研究表明，抑郁症患者的死亡率高于同龄非抑郁症患者[8]。然而，即使综合医院设有精神科，通常也是附属于急诊室之下，治疗自残与自杀未遂的病人。

之后几个月，我又见了凯伦几次，她的糖尿病控制没有改善。我对她的病情毫无进展感到恼火，甚至有些恼羞成怒。我感到沮丧，逐渐陷入和糖尿病团队将她转介给我时相同的感受——无助地看着她的健康状况慢慢恶化，肾功能衰退，视力逐渐下降。我很奇怪她为什么一直回诊，因为她似乎没有取得任何进展，也没有做出任何努力。我思考了一下，得出了两个答案。首先，如果凯伦觉得面谈是浪费时间，她就不会回来了，所以她肯定是从中得到了什么。我的第二个想法是，我的感受可能恰恰反映了凯伦的感受——无力、沮丧、无助、担忧。根据我的经验，病人给你的感觉通常会传达出一些信息，尽管这些信息是非言语和间接的。我把这件事告诉了她，确定了她的情绪。这似乎为我们的讨论引入了更多的坦诚，她能够更多地谈论自己被环境所困、恐惧、迷茫的经历。

我问她，在遵循糖尿病团队的建议时，她认为主要的困难是什么。她再次谈到，不想让同事知道她得了糖尿病，不希望自己的生活因此改变。我仍然小心翼翼地不提任何建议，因为她会发现听从自己的建议比听从我的建议更容易。我们的讨论遵循了所谓"动机式面谈"的原则，即不告诉他们该做什么，而是鼓励病人自己找出解决问题的方法，引导他们到达目的地。

凯伦想到的方法是，让同事们知道她有糖尿病，这样就可以毫不尴尬地注射胰岛素，而不至于被议论。我们逐渐取得了一些进展。凯伦决定首先告诉一位同事她得了糖尿病，那是她工作中最亲密的人。但她为此花了几个星期的时间，我问她发生了什么事。

"她丈夫也得了糖尿病。总之，她早就知道了。她看到了我的储物柜里放着血液检测试剂盒。"

我试着点头表示支持，精神科医生在倾听病人时通常是不评判任何人的，但我还是忍不住扑哧一声笑了。"辛辛苦苦瞒了那么久！是不是……"我正要问一个问题，但生而为人的悲怆和滑稽让我忘了提问，我笑得眼泪都流出来了。我非常同情我们作为人类，深陷于自己的内心世界，它具有无可置疑的重要性和铁的规则，却无法承受与现实世界的一丁点撞击。这很悲伤，也很有趣。凯伦自己也笑了。

从那时起，治疗的进展加快了。凯伦的情绪在随后的几周里明显好转。她把问题拆解开来，立刻发现它们是可以克服的。她越来越意识到，所有阻碍她生活进步的障碍都只存在于她自己的脑海中。她已经开始监测血糖并更规律地注射胰岛素。她也开始接受自己对肾脏和眼睛造成的伤害，并决定至少不要让情况变得更糟。我很快就让她出院了。尽管她的生活并不顺遂，与丈夫之间也有一些分歧，但她至少可以在做出决定时少受低落情绪和绝望感的困扰。

然而，令人悲哀的事实是，心理上的困境很少得到重视，更难得到有效的治疗。也许这是因为心理治疗不是采用最新开发的药物，比如一家制药公司大张旗鼓地推出一种新发现的化学物质。精神病治疗可能很困难，需要专业知识和技能，而且很少有精神科医生专门研究身体和心理之间的联系，以及长期患病对精神健康产生的影响。当没有精神科医生或心理学家可求助时，忽略心理问题似乎是更容易的解决方法。医生更倾向于采用现成的治疗方法，正如那句老话所说：当你唯一的工具是锤子时，你会把每一个问题都变成钉子。

有时我觉得，在我的诊所里一次治疗一名患者是一项徒劳的任务，但该领域的精神科医生如此之少是有原因的——因为很少有医院愿意为此买单。尽管有很多关于医身与医心同等重要的讨论，但现实情况却与冠冕堂皇的大话相去甚远。

第十六章
做决定的能力

那是我担任精神科顾问医师的第一个月。从进入医学院到被任命为顾问医师,我花了十八年时间才完成这个过程。在那段时间里,我参加的考试多到数不清。(我试着数过,但数到大约四十次后就放弃了。)在三十岁生日前几个月,我参加了最后一次考试。但即使考试结束了,还要接受几年的培训。现在我已经三十多岁了,虽然我觉得自己为这份工作做好了准备,但当我要为所有临床和管理问题担责时,无论怎样都不会准备充分。我仍然在寻找自己的立足之地,努力结识同事,并在我的新办公室挂上所有我在家里墙上不允许挂的照片。这里有一张看起来死气沉沉的水彩画,画的是我母校剑桥大学伊曼纽尔学院,这是我父母送给我的毕业礼物;还有一张我二十一岁时在大学足球队的照片,我蓬松的头发从头顶笔直向上竖着;还有朋友为我十八岁生日买的一幅抽象画,一张裱起来的曼城足球俱乐部的股票证书,也是生日礼物。

我的职责是在综合医院建立精神病学服务体系,并将其交付给医疗和外科团队。第一个月，我忙着拆箱子，处理职业健康部门发来的没完没了的电子邮件，工作进展很缓慢，直至一位肾脏科顾问医师打来电话，我才有机会喘口气。他想让我见见多姆，一个二十六岁的男人，前一个月突然出现肾衰竭。对许多患者来说，肾衰竭是一个渐进的过程，而多姆与他们不同，他被称为"迫降患者"。大多数肾衰竭患者都有时间（通常是几年）来适应逐步恶化的肾衰竭，并与医疗团队讨论透析方案或移植的可能性。然而，多姆被送到急诊室时已经处于虚脱状态。他接受了紧急透析，病情稳定后又住院十天才被送回家，继续接受门诊透析。

这是一个月前的事了。从那以后，他每周来医院透析三次，分别在周一、周三和周五下午。我被要求去看他的那天，他像往常一样来做透析。虽然不清楚接下来发生了什么，但结果是他决定停止透析。他拒绝接上透析机，与护理人员发生了冲突，并叫来了保安。根据我的经验，在医院里安保人员的到来往往会让局面变得更糟。肾脏科团队不知道该怎么做。但他们可以确定的是，如果多姆继续拒绝透析，他很可能一周内就会死亡。然而，多姆觉得自己不需要去看精神科医生，经过一番劝说后才肯见我。在去候诊室看他的路上，我感到不安，这种情况紧迫又危险，且充满了不确定性。

当我见到多姆时，他正在门诊部候诊，穿着牛仔裤和黑色衬衫。他长着一张粗糙的圆脸，满脸胡茬。一个文身从他衬衫下面的某处一直延伸到脖子，它看起来像鸟的翅膀，但也许是一片叶子或花瓣。当我走近他时，注意到两名保安在后面徘徊。多姆浑身流露出无聊和不耐烦。我们走进诊室时，他立刻告诉我，他已经等够了，想回家。他说这是浪费时间，没有什么能改变他的想法。我示意他坐下。

"嗯，既然你一直等着和我说话，你想说什么？"我问。

他看起来猝不及防，一脸困惑。"我告诉过你，我不想和你说话。"

"哦。我还以为你想谈谈呢。我怎么说也是个训练有素的精神科医生，应该不会看错吧？"

多姆笑了起来，虽然面具很快就戴了回去，但紧张的气氛已经缓解。他坐在椅子上，稍微转向我的方向，开始讲述最近几周的经历。医生们不明白为什么他的肾脏会突然衰竭，尽管这种损伤现在已经不可逆转。他告诉我他仍然住在家里，没有工作，不过可以通过各种渠道赚钱。而且他似乎在暗示我，这些渠道并不完全合法。

他过着毫无规划的生活，曾接连被两所学校开除，一次是因为他试图撬开老师的车，一次是因为在学校里吸毒。他似乎缺乏认同感，不确定自己的立场。他通过毒品和短暂、激烈但肤浅的关系找到了乐趣。但他的恋情总是在几周内就宣告结束，因为他容易动心，却无法专情。在危急时刻，为缓解内心的紧张，他会用剪刀或剃须刀片来割伤自己，有时也会在自己的皮肤上插大头针，或用烟头烫伤自己。身体的疼痛和血腥的景象令他感觉很爽。他边说边卷起袖子，露出几十处伤疤，有苍白的旧疤，也有微红的新疤。

那天早上他决定停止透析。在与母亲争吵后，他认为自己已经受够了这样的生活。

"你们争论了什么？"

"她又在找工作的问题上对我发火了。她不想让我待在家。我告诉她，如果你那么恨我，为什么不直接说出来呢？"

"也许她是在关心你，所以才会对你做的事感兴趣。"

他用力摇了摇头，没有人愿意让步。他起身准备离开。

"那么透析的事呢？"我问他。

"我要回家了，你阻止不了我。我妈妈在等我。"

"你妈妈？在哪里等？"

"在候诊室。"他翻着白眼说。

我之前在候诊室里看到一个女人坐在他旁边，后背挺直，棕色大衣纽扣扣到下巴。她看起来拘谨保守，焦虑不安。

"那是你妈妈？穿着棕色大衣的？"我以为她是另一个病人。她看起来和多姆一点也不像，他俩的举止差异尤其大。"你介意我和她谈谈吗？"

我去了候诊室，她坐在椅子边缘，眼睛盯着门看。我走出诊室时她立刻站了起来，脸上愁眉不展，眼睛下面还有黑眼圈。看上去她很想跟我说些什么，所以我指了指护士室附近的一个安静区域。等到只剩下我们两个人时，她却突然沉默了，不知道该从何说起。她的沉默所造成的空虚，让我想起了16世纪诗人塞缪尔·丹尼尔（Samuel Daniel）的名句："努力诉说不幸，言语却无法表达；因为淡淡的忧虑会说话，巨大的悲痛却无声无息。"事实证明，多姆对她来说就是一个巨大的悲痛。

"从他出生那天起，他就没有给过我一秒钟的快乐。"她开口说话，这句话的直率和真诚都让人震惊。她有三个孩子，多姆是老二。据她回忆,多姆经常在学校惹麻烦,很难交到朋友。他的成绩中等,但在学习上很不用心,也不受老师欢迎。她告诉我,多姆一直都是一个冲动鲁莽的冒险者,从不考虑后果。他的哥哥和妹妹几乎不和他说话。她对他有一种母性的爱,尽职尽责,正确无误,但仅此而已。现在,在他的死亡面前,她所有的悔恨和痛苦都涌上心头。

到目前为止,根据我在多姆的病历中读到的内容,以及他和他母亲告诉我的情况,我判断,这是一个人格问题,而不是精神疾病。精神病学与人格障碍的关系一直很不稳定[1]。尽管有诊断标准,但标准并未统一。人格障碍有很多不同的亚型,但都有一个共同的因素——它们会给患者的生活带来困难。这使得人们很难建立起能维系工作、发展亲密关系或友谊所需的关系。冲动或破坏性行为、自我伤害和违法行为在人格障碍患者中更为常见。由于诊断人格障碍非常困难,有充分的证据表明,有的医生会给他们不喜欢的病人贴上这些标签[2]。如果患者难缠、粗鲁或麻烦,医生很容易忘记这种行为可能是因为患者受到惊吓或不安,反而将其归因于病人的性格,而不是外界的真实情况。因此,除非有充分证据,我通常很谨慎,不会轻易做出这个诊断,而且很少在第一次见面后就做出诊断。我不愿意做出人格障碍的诊断还有另一个原因:说病人的人格"紊乱",感觉就像是在攻击一个人的灵魂和本质。虽然到目前为止,所有的证据都指出多姆有这个倾向。

精神病学家认为人格障碍很棘手,还有另一个原因,就是人格障碍的治疗效果一般都很不理想。如果人格是固定的、稳定的,那么把某人的人格视为一种"疾病"去"治疗"它,这样的概念说不通。如果有能够改善的地方，通常也要数月或数年才能看到真正的变化。简而言之，似乎没有什么能改变多姆的态度或他对自己处境的看法。多姆就是想停止治疗，回家去等死。我怀着沉痛的心情回到诊室去见他。

问题是，我并不真的认为多姆想死。然而，如果要让他接受违背他意愿的治疗，我必须证明他缺乏做出决定的心智能力，因为这是我可以强迫他接受治疗的唯一合法方式。为了表明某人缺乏心智能力，需要回答一系列问题。首先，多姆是否患有精神或大脑障碍？嗯，不完全是。我想你可以认为人格障碍是精神障碍，但它们难道不是另一种看待世界和与世界互动的方式吗？我们不是都有不同的性格和世界观吗？我们的意见有分歧，对批评的反应不同，对挫折的容忍程度也不同。人格障碍并不是精神分裂症那样的精神障碍。

我转到下一个问题。相对于接受手术的风险和益处，他是否了解侵入式治疗[i]（在本例中为透析）以及拒绝手术的风险？嗯，他很清楚拒绝透析会导致他在几天内死亡，所以答案一定是"了解"。最后，他能在接受或拒绝透析的利弊之间做出权衡吗？和精神病学一样，这个问题是真正的困难所在。人类是情绪化的生物，做出决定时会考虑很多问题，而且往往是根据情感而非理性做出决定。多姆宁愿死亡而不是活着的决定，在多大程度上是"理性

---

i 侵入式治疗是指通过外科手术或其他医疗干预手段，直接侵入人体内部以进行治疗的一种方法，如切除组织、植入器械或药物等方式来恢复病人的健康状况。

的"？在这种情况下，我们如何判断选择死亡的决定是精神疾病还是人格的反映？回到问题的起点，人格障碍在多大程度上是一种精神疾病？

多姆态度坚决。他要回家，没人能阻止他。他不想再活下去了，就这样。我很不情愿，也很不安，但我同意他按照自己的意愿做出那个选择。

我很少下班后脑中还念念不忘某个病例。一般来说，我每周都要做很多决定，听很多病人的故事，接触人们遭受的各种情感上的痛苦。我确实能够理解，但我并不去体验病人的情绪。如果我也陷入情绪里，就很难完成好工作。但这次我很担心，我对病人的焦虑与共情不同，因为这种焦虑事实上也是对我自身的焦虑。我不确定自己所做的决定是否正确。

那天晚上我无法静下心来，最后决定看部电影来转移注意力，但没什么效果。我时不时地要按暂停键，这样我就可以多担心一会儿，最终我厌倦了这部电影。这种担心就像是有一点橙子果肉卡在牙缝里，舌头会一直去舔它。即使稍微转移注意力，我也有一种不祥的预感。我不安地坐了一会儿，直到想起为什么会这样，然后又陷入更深的不安。多姆和他的母亲一起离开诊室的画面在我心头挥之不去，他的母亲比他矮一个头，低垂着肩膀，泣不成声。

第二天早上，我到了办公室开始处理电子邮件。有一封来自透析顾问医师的邮件，说多姆当天晚上改变了主意，回到医院进行了透析。我摇了摇头，松了一口气，也觉得很气恼。邮件上问我说了什么让他改变了想法。我猜想这件事与我无关，但我放松下来，满怀善意，开始了早间接诊。

在综合医院精神科中，评估患者能否做出治疗决定（通常称为"同意能力"）的转诊病例正在增加。接受治疗不仅在于是否有治疗方法，更在于人们是否选择接受治疗。人们选择或拒绝治疗的原因令人费解。有时人们会做出不明智或非理性的决定，但这是他们的权利。但有时，人们的决策过程会受到难以诊断的心理健康问题的影响。然而，法律假定精神科医生能够洞察人们的思想，理解心智的工作原理，并判断他们是否有能力做出治疗决定。

在综合医院（而不仅仅是精神病院）接受治疗的人缺乏决定治疗的能力，是很普遍的现象。一项研究表明，至少40%的住院患者缺乏这种能力，而临床团队很少发现这个问题[3]。然而，大多数时候，身体不舒服的患者都会遵从医生的建议，于是大家都很满意。信任你的医生当然不算有同意能力，但对大多数人来说，这似乎已经足够好了。就算有这样的病人，也很少转到我这里，所以在综合医院的精神科，我们看到的只是冰山一角。

见过多姆后不久，外科病房找我过去。雷伊，一位六十九岁的老人，在养老院被护理人员发现晕倒在地，随后被送进了医院。结果发现，一个"葡萄柚大小"的前列腺（泌尿科医生似乎总是用橙子、葡萄柚和甜瓜来测量前列腺）阻碍了尿液从膀胱流出。由此产生的压力一直积聚到肾脏，以致肾脏衰竭。泌尿科医生认为，最好的治疗方法是例行的前列腺切除手术，这并非没有危险，但由于患者已经三次出现完全相同的病征，其他方式似乎不起作用。

雷伊本人过着与世隔绝的生活。他做过一段时间的泥瓦匠，但已经很多年没有工作了。他与家人失散，没有朋友，直到和他交谈后我才理解个中原因。他的谈吐粗俗，让人感受不到任何热情和善意。他对世界的看法大致处于大多数人认为"正常"的边缘。他对不明飞行物和超自然现象有自己的见解，他分享这些见解的语气，就好像他所谈论的事情都是既定的事实，只是被历届政府隐瞒了。同样的道理，他认为自己是被迫入院的。不，他不相信自己的前列腺有什么问题。他顽固地认为，收他入院及施行手术，都是为了进行未经许可的实验。对此，他不容别人争辩。他想回家，一个人待着。我打电话给养老院的护理人员。他们告诉我，从未有访客来探望他，他们也从未见过他的家人。他大部分时间都关在房间里，过去一年，他的偏执和敌意加剧了。他似乎不明白自己的境况有多严重，坚决否认自己有任何问题。他的精神疾病使他无法权衡治疗与否的利弊。结论只有一个：他没有能力对自己的治疗做出正确的决定。

午饭后，我坐 40 路公交车前往莫兹利诊所，周四下午我都在那里看诊。和往常一样，我试着回复邮件，阅读一些文件，这时手机响了，是一个泌尿外科医生打来的。

"你昨天看的那个病人……"

"嗯。"我心不在焉地回应道，试图捡起一张滑到座位底下的纸。

"他现在和我在手术室里，准备给他动手术了。"

"好的，那别搞砸了。"

"嗯，好。我只是想确认你对此仍然没意见吗？"

我回过神来，专心听电话。事实上，给拒绝手术的患者进行手术，即使患者没有积极反抗，也确实很让人畏惧。在那之前，我一直认为，艰难的决定是对一个可被救治的病人放弃治疗。现在，未经患者同意，我们却给他进行挽救生命的手术，即使他拒绝的原因是出于精神疾病，这仍是一项艰巨的任务。我能理解外科医生为什么如此不安。

这个病例的结局令人吃惊。大约一周后，我在病房里看到了雷伊，当时我正在检查另一名患者。我本想踮着脚尖走过他的床，生怕他会在大庭广众之下给我一顿臭骂。但我刚踏进病房，他就看到了我，还招呼我过去。他迎接我的态度近乎热情，完全没有敌意。我问他感觉怎么样，他说轻松了许多，像是为解决了问题而感到放心。他现在的心情比我第一次评估他的时候要好得多，没那么紧张和焦虑了。手术做得很成功，而且雷伊也没有表现出怨恨，这让我松了一口气。不过，我不想再赌一把运气，所以离开病房时我选择走了另一条通道。

在某些方面，医生对雷伊这个病例的决定简单而迅速。这种情况如果拖延下去，反而会引发严重后果。几年后，皮肤科团队请我去见一位皮肤癌患者。他叫哈维，年近六十，在我与他见面的前几周被确诊。皮肤科医生和肿瘤学家已经会诊过，商定了治疗方案并告知哈维，但被他拒绝了。起初很难确认拒绝的原因，因为他似乎没兴趣谈话。他回答问题很直接，没有任何细节或修饰。当他对我说话时，我被他那悲伤而孤立的世界吸引了。他一个人住在只有一间卧室的公寓里。他与附近的亲戚偶有联系，但没有朋友，也没有人特别关心他。他每天都在看电视，非必要不出门购物，只靠吃烤面包和喝茶维生。他的衣服破旧不堪，人也很瘦，脸颊蜡黄凹陷，看上去饱经风霜。他的胡子是灰色的，几乎全白了，但因为他习惯一天抽三十根香烟，胡子有褐色的尼古丁污渍，中指和食指之间也有类似的污渍。他看起来比实际年龄苍老得多，要与他建立融洽的关系很难。哈维坚信自己是一名才华横溢的医生，并确信自己没有像医生宣称的那样患上癌症，而是普通感染。他说自己准备服用抗生素，这能解决他的问题，让每个人都满意。

哈维并不是医生，事实上，他已经几十年没有工作了。他一辈子都被精神分裂症反复发作所折磨，他所达到的最高教育水平是高中，但他一点也不笨。我查阅了他的病历，发现他自以为是医生的妄想由来已久。

几年前，英国法院也曾审理过类似的案件，该案涉及一名简称为"C"的患者。C患有糖尿病，腿部出现坏疽。主治医生建议他膝盖以下需要截肢，以避免脓毒症扩散到血液中导致死亡。外科医生认为，如果不做截肢手术的话，他的存活概率很低，约为15%。C有长期的偏执型精神分裂症病史，事情发生前他住在一家安全的精神病院，但拒绝接受手术。他有一种错觉，认为自己是一位世界知名的医生，因此可能认为自己懂得更多。他相信自己会康复，对医院的工作人员表示信任，他也承认自己可能死于坏疽。审判长认为，C对坏疽以及拒绝手术的利弊有足够的了解，可以做出拒绝手术的选择。法官认为，他的精神分裂症或妄想信念不足以干扰他对坏疽腿的决策能力。

尽管C后来康复了（主治医生们估计也很吃惊），但我对该判决难以理解。精神病学家、前英国皇家精神病学院的精神健康法负责人托尼·齐格蒙德博士（Dr Tony Zigmond）在他的书《临床医师的心理健康简明指南》（*A Clinicians' Brief Guide to the Mental Health Act*）中对该病例进行了补充[4]。考虑到 C 可能死于坏疽，C 的律师建议他立遗嘱。C 同意了，但想把钱留给自己，因为他死后会需要这笔钱。由此可见，C 显然认为死亡只是一种暂时的状态，我们很难相信他能理解拒绝手术的后果。此外，由于他权衡这个决定的判断是基于他认为自己是外科医生的信念，而他根本不是医生，所以我们也无法接受这个判断。他康复只是运气好，而不是判断力强。这就像在不知道如何解数学题的情况下蒙对了答案。然而，这个案例说明了决策能力的复杂性，尤其是人们在决定行动方案之前权衡决策的细微差别方面。

尽管 C 的案子有这样的裁决，但我认为哈维缺乏拒绝治疗的能力。他不接受癌症的诊断，也不相信自己会死。他甚至没有意识到可能会出现致命的后果，因此他比 C 更不具备权衡治疗利弊的能力。这里的问题不在于他是否缺乏能力，因为我觉得这个决定相当简单。问题是，即使他确实缺乏能力，我们该怎么办？这跟 C 的情况不同，也不是雷伊那种只要立刻动刀便能解决的问题。如果哈维要接受化疗，他就得积极合作，配合一次还不够，需要维持一段时间。让一个拒绝治疗又积极抵抗的患者进行化疗，这是不现实的，不仅对工作人员来说是一种危险，甚至可能引起他自身的并发症，加速死亡。

唯一的选择是尽可能积极治疗他的精神分裂症，希望他的心理健康状况得到改善，并减少他自认为是医生的妄想，让他可以接受医生的意见。这是一场与时间的赛跑，因为化疗每中断一周，成功治愈的机会就会减少一点。

　　熟悉的不安再次涌上我的心头。只有在处理决策能力问题时，我才能体会到这种彷徨和无助的感觉。说实话，我想说服哈维，让他意识到情况有多危险。尽管他和多姆的情况非常不同，但我对他们的感觉是一样的——渴望化腐朽为神奇，在不可能的时间内治愈一种难治的精神障碍，让生命绽放而不是熄灭。我知道，病人才是生病的那个人，但我内心深处也跟着他们痛苦。哈维的心理健康从未稳定到可以接受治疗的程度，他最终走到了无法回头的地步。当时，他由社区心理健康小组照顾，当我再次碰到社区精神科医生时，他告诉我哈维已经去世了。

　　多姆也死了。在我第一次见到他的几个月后，他再次决定退出透析。其间，他几次上演冲动地决定停止透析，然后又改变主意的戏码。然而，他停止透析的愿望越来越坚定，越来越不冲动，直到最后再也不回来接受治疗。他生命的光芒短暂地闪耀，如今熄灭了，他是自己人格的受害者。

　　医学界的悲剧太多，我不可能在每一个悲剧上都倾注情感，同时又保持自己的理智。然而，我发现涉及决策能力的病例特别令人痛心，他们身上有些东西让我很不舒服。能力评估突出了医学实践中的一个缺陷。医学自负地认为技术进步能为患者带来更好的结局，只是这个框架太窄了。患者愿意相信什么、他们会接受什么治疗方法，都与医学进步无关，而与他们的心理素质有关。人们会决定哪些症状要夸大，哪些症状要隐瞒。人们可能感情用事、固执、忧郁，或者只是看待事物的方式不同，每一次医患交流中都会出现无数的思考和做决定的过程。有些人会因为生气或害怕而拒绝治疗，有的人接受了，但没有完全理解治疗的影响。媒体关注的是焦点个案或有争议的个案，但还有大量病例没有被看见，更别提被好好斟酌和探讨了。随着时间的推移，我已经习惯了能力评估的工作，不再为他们辗转难眠，但与其他患者相比，要做能力评估的转诊病例仍然让我心神不宁。

第十七章
时日无多

一个寒冷但阳光明媚的冬日下午，我被叫到外科病房给哈里诊治，他是一位六十一岁的老人，已经知道自己身患肠癌，无法手术，将不久于人世。我坐在他的床边，他讲起了自己的这一生。他在苏格兰长大，二十一岁结婚，这段婚姻已经维持了四十年。两个儿子已经长大成人，都住在距离他几条街开外的地方，现在也都有了自己的孩子。哈里曾做过擦窗工，有一段时间他自己经营生意，日子过得一般，但很稳定。他参加酒吧飞镖队，爱看电视，也喜欢朋友们的陪伴。从各方面来说，他都是一个过着正常生活的普通人。他告诉我，原本一切都很顺利，直到一位竞争对手无视擦窗行业所有的不成文规定，开始抢他的生意。为了捍卫自己的地盘，哈里心烦又苦恼，还花费了大把的时间和金钱来捍卫自己的权益。他的生意受到影响，又因为压力过大只能休息没法工作，不过他从未去看过医生。

没过几年，他首次被诊断出癌症，顺利治疗后，又照旧过了几年。现在癌症复发了，哈里知道这意味着什么。他最多只能再活几个月,他也已经接受了自己的处境。

"我知道我快死了,医生,任何人对此都无能为力。但在我走之前,还有事情没做完。"

我很快就弄清楚了他要表达的意思,他是想威胁他之前的竞争对手,甚至想杀了那个人。我没有立即做出反应,因为我从未遇到过这种情况,也不太确定该说什么。当我思考着如何应对时,从哈里的肩膀上望过去,从盖伊医院大楼的十一楼,可以看到夕阳正从城市上空沉下去,而在不远处的泰晤士河上,船只在缓慢地航行。

我转过身去看他。也许他不是认真的,只是逞口舌之快。"你确定吗?我是说……"我的声音低了下去。我不确定自己想表达什么,也许我无法用语言把自己想说的话表达出来。

"嗯,反正法律也拿我没辙,不是吗?"他回应道。

我思忖片刻,从某种角度来说,他是对的,他不会坐牢。尽管我看着他现在的模样,不太相信他有能力击倒任何人,除非他有出其不意的手段。他很瘦,简直瘦骨嶙峋——不过谁也不知道,愤怒会不会在正确的时刻让他最后一次爆发力量。我问他是否知道那个人住在哪里。他说不知道,但他知道那人在哪家酒吧喝酒。我问他是否有弄到武器的门路,但他在这件事上不那么坦率。我最担心的是枪,谁都知道在伦敦南部弄到一把枪有多容易。

我把事情好好想了一遍。我的工作是精神科医生,我了解他的精神病史,我没有证据证明他有精神健康问题(除非你把对另一个人的杀人冲动视为精神健康问题)。如果是这样的话,精神科医生就没有什么可治疗的。如果没有什么可治疗的,那么我在这里的工作就完成了。我告诉哈里,我无法给他任何帮助,但我也不能对他的言论置之不理,我得通知警察。哈里耸耸肩:"做你认为该做的事吧,医生。"于是,我怀着沉重的心情回到办公室,报了警。

打了电话,我才发现自己不知道该找谁。我是说,这种事到底该向谁报告呢?当政客们怀疑有人实施了犯罪行为时,通常会"写信给警方",但他们会把信寄给谁,寄往哪里?我拨打了在网上找到的当地警察的通用号码,解释了整件事情,最终联系上了一位警官。而这位警官满头雾水,想知道是否确实发生了犯罪事件。到这时,已经是我第三次讲同样的故事了。我叹了口气,俯身按下办公桌那一头水壶的烧水按钮,而警官则详细记录了细节。我听着警察程式化的问题,这些问题有的老套,有的无关紧要。水壶开始冒泡,咕嘟咕嘟,越来越响。

几天后,我刚坐下来开始看诊,就接到了一位高级警官的电话,而我甚至不记得把手机号码给过任何人。我们的谈话与几天前我和那位困惑的警官的谈话大相径庭。这让我想起了《1984》这本小说,你最终看到了"老大哥"背后那只充满智慧、指点一切的手。无论警察对哈里说了什么,似乎都让他犹豫了,他肯定觉得威胁一下就好。警官是这样说的:"医生,我们拜访了您的病人,并与他进行了交谈。可以这么说,在不久的将来,无论是酒吧附近,或任何其他地方,他都不会攻击任何人。"这件事就此画上了句号。几周后,当我路过那间病房时,偶然听说哈里已经安详地去世了,家人陪在他身边,他也没有再威胁要杀人。

这一插曲之所以在我脑海中挥之不去,是因为一个人意识到死亡就在眼前时，这种反应很不同寻常。对大多数人来说，面对自己的死亡是一种极为深刻，也极为孤独的体验。对死亡的恐惧是普遍存在的，但我所遇到过的生命只剩下最后几周或几个月的人，都很少表露出自己对死亡的恐惧。我怀疑这是因为他们从来没有这样做的机会，至少在英国的文化中很少出现类似的对话。几年前，我在综合医院查房时，看到一个令我至今想起仍会感到不安的妇人。她六十多岁，患有无法治愈的癌症，还有精神分裂症病史，后者导致她与家人和朋友逐渐疏远。她孤苦伶仃地住在医院的病房里，生命进入了倒计时，非常恐惧即将到来的死亡。我每周去看她，监测她的心理健康状态，发现她一天天消瘦和萎靡下去。当我进入她的房间时，她会痛苦地扭动身躯，尽管主治医生没有发现她不适的原因。即使你不是精神科医生，也能看出她的疼痛是心理原因导致的。当我试图和她说话时，她会一遍又一遍地重复："我很害怕，我很害怕。"

我说不出什么话来回应她。我理解她的恐惧，也很难不被其感染，甚至会产生一种无力感。虽然她不想多谈自己的感受，但她的情绪本身就是有效的沟通方式——至少从我自己的反应来看是这样。每次离开她的房间我都会觉得不快和不安，这种感觉会伴随我几个小时，不需要再多说什么，她所流露出的情绪已经足够让我切身理解她的感受了。

我最终意识到自己要避免仅仅关注解决问题本身。当我不再用医学术语和她沟通时，交谈才变得顺畅起来。我会花一些时间和她坐在一起，谈论她的生活，她过去喜欢做的事情，至少和她产生一些正常的人际交往。有一次，我还待在那里玩了一会儿桌游,这似乎让她放松下来。这不是治疗,至少按照现今的定义不是,但它实现了任何止痛药都无法达到的效果,那就是让她安静地坐了半小时,不觉得疼痛。

更普遍的情况是,当人们在生命的最后几周表达焦虑时,他们会怀疑自己是否真的好好活过。澳大利亚的护理师布朗尼·威尔(Bronnie Ware)负责照顾临终患者,她发现临终患者的最大遗憾是没能活得更像自己[1]。可悲的是,大多数人都做不到如此,于是后悔让自己的真实自我和理想以各种方式受到损害,比如在职业的需求、公司的规定或社会的准则面前妥协。当然,只按照自己的价值观生活,这需要极大的勇气,当你的价值观念不符合主流时你要忍受冷嘲热讽(也许还有嫉妒),而且要一心一意、毫不动摇地维护自己的价值观,非常不容易。我认识的人里很少有能做到这一点的,我羡慕这样做的人。

临终谈话在医院里很少见。医生、护士——几乎所有的医疗专业人士,对于在病人生命的最后几周与之讨论生死等重大问题,都有所顾忌。医护人员认为,他们既没有能力也没有时间解决患者的问题。也许,这也会让医护人员对自己的死亡感到不适。医疗团队更专注于在技术上提供医疗服务,因为关注治疗技术比解决某人的恐惧更令人安心、熟悉,而且更容易控制。正如我们在日益仰赖技术的医疗照护体系中工作,患者的死亡会被视为医疗照护的失败,而不是生命周期的一部分。死亡,是一个需要回避的话题。

在这一关键领域进行研究的人只有极少数,其中之一是来自加拿大曼尼托巴大学的哈维·乔奇诺夫教授(Harvey Chochinov),

他一直处于临终精神病学研究的前沿。当我担任皇家医学会精神病学委员会主席时，有幸邀请他到伦敦，在一个关于生命终结的讨论会上发表演说。他的研究领域听起来十分严肃而审慎，但他本人却有种出人意料的风趣幽默。我也不知道我期望的是什么，但我确实没想到他是一个神采奕奕、机智活泼的人。不难看出，他有敏锐的智慧和深厚的同情心。

乔奇诺夫教授在他的一项研究中探索了200名绝症患者对死亡的渴望[2]。尽管超过40%的人曾经短暂地希望死亡能早点到来，但只有8.5%的研究对象持续抱有这种感觉。在某种程度上，促使人们渴望死亡的似乎是家庭支持不足以及身体承受痛苦。然而，到目前为止，最重要的因素是抑郁症。抑郁症是可以治疗的，但在绝症人群中却常常遭到忽略，这对患者及其家人来说都是一种遗憾。

绝症患者的抑郁症是医疗专业人士很少问到的问题。我们普遍认为，抑郁症只是患者对绝症晚期的正常反应。然而，及时发现精神疾病并及时治疗，会对一个人生命的最后几天、几周和几个月，以及对他们家人的感受都产生深远影响。我印象最深的例子之一是医院肿瘤科病房里的一位老人。他还剩几周的生命，由于缺乏进食的意愿和动力，只能靠管饲。他住在一间长长的病房中央，病房里挤满了病人，他不给任何人添麻烦，只是靠着枕头坐着，盯着床单发呆，没有人花太多时间陪伴他。在繁忙的医院里，呼天抢地的病人会得到关注，而一个沉默寡言、毫无怨言的病人几乎得不到关注。每天内科医师查房时，会聚集在他的床边问一些问题，但现在他几乎不说话了，所以医生、护士、物理治疗师、药剂师、职业治疗师和学生整个一行人会快步移到下一张床，几乎不会花费时间与他沟通。

当我见到他时，他很明显已经行将就木，也明显极度抑郁，几乎一直沉默不语，痛苦不堪。他的眼睛盯着前方，眉头痛苦地紧蹙。我想，如果让他做出选择，他会毫不犹豫地结束这一切。然而，他只能躺在那里，日渐消瘦，一脸绝望。当时我做了一件很少做的事情，即决定他需要电痉挛治疗（ECT）。我试着向他解释我的提议，他表现得冷淡、超然、无所谓，最后才点了点头，表示理解并同意了。

ECT 的主要问题不在于它是否有效——事实上，对于重度抑郁症，它是目前最有效的治疗手段，也是衡量所有其他抗抑郁药物效果的黄金标准。问题不在于疗效，而是形象。大多数人想到 ECT 时，会联想到杰克·尼科尔森（Jack Nicholson）主演的电影《飞越疯人院》，在这部电影中，ECT 被滥用，目的是控制疯人院里不守规矩的病患。这是大多数人对这种治疗方法的认识，而这部电影对精神病学声誉的损害，比我能想到的任何其他事件都要大。它将精神病学表现为一门充满强制和控制、残酷无情的学科。即使到了现在，电影拍摄近五十年后，很多在首映时都还没出生的人还会提及这部电影。

ECT 是一种奇怪的治疗方法，没有人知道它的工作原理和起效原因。正如医学历史学家安德鲁·斯卡尔（Andrew Scull）在其著作《文明中的疯癫》（*Madness in Civilization*）中所概述的那样，ECT 是 20 世纪 20 年代和 30 年代开发的一系列治疗方法之一，其他方法还有诸如胰岛素休克疗法、将马血清注射到人的脊椎管中等，其中大多数都不出意料地失败了[3]。然而，当时这些治疗精神病的新奇物理疗法是科学进步的先锋，将精神病学从精神病院带到了医学界，赢得了科学的声望。ECT于1938年首次使用，刚推出时是用来治疗精神分裂症的，做法是让电流通过患者的大脑，进而引起癫痫发作。使用它的理由是精神分裂症和癫痫不能共存，因此通过引发癫痫发作，将精神分裂症赶出体外。虽然该计划没有成功，但当时人们观察到，ECT原来能有效治疗抑郁症，由此诞生了医学上最具争议的治疗方法之一。今日ECT虽然不是很普遍，但仍有人使用，只适用于最极端难治的个案。如今，这是一项医学专业化的手术，在配置专业设备的电疗室中进行，患者必须全身麻醉。癫痫发作的唯一证据是监视器所显示的脑电波活动，整个过程在六十秒内结束，病人接着被送回麻醉复苏室。

让我无法更频繁使用这种疗法的主要原因是争议过大。首先，因为担心患者的反应，我通常甚至不愿意建议使用它。我也必须承认，ECT存在副作用，最常见的是对记忆的影响。尽管许多医生认为，接受ECT治疗不会让记忆出现明显缺陷，况且记忆力差本就是他们试图治疗的抑郁症的常见症状，但不能否认的是，患者确实发生了记忆力问题。这些记忆缺失通常无关事件和数字，这或许可以解释为什么在实验室测试记忆时没有显示变化。相反，这些缺失通常是与个人相关的记忆，比如生日和结婚纪念日，这是医生的记忆清单上永远不会提到的事情。然而，ECT在正确的时间用于正确的患者，它所产生的结果简直如同奇迹，而且在我使用过的少数几次中，我只后悔没有早点用上这种方法。

住在癌症病房的那位病人也是如此。一个典型的疗程总共需要做六到十二次ECT，通常每周两次。然而，在做过两次电疗之后，他就能坐在床上，面带微笑，用沙哑的声音对护士们说话了。我在去看另一位病人的时候从他身边路过，他还向我挥手致意。他又能吃饭了，还能跟其他病人交谈，反应变得敏捷，精神也集中起来。无论是之前还是之后，我从未在既往治疗过的患者身上看到过如此非凡的转变。这件事成了病房工作人员的一大谈资，他们惊讶地看到他如此活泼健谈。几周后患者病逝了，他生命最后的日子都在愉快的交谈和人际交往中度过。我不敢想象，如果没有ECT，他生命的最后时光会是什么样子。这让我不寒而栗。但我确信，如果我当初什么都不说或什么都不做，也没有人会责怪我，因为"有那种感受也是可以理解的"。

对许多临终患者来说，最痛苦的是那种非人的感觉，他们可能还活着，但不再被视为一个人，这种感受是毁灭性的。以上述的病例来说，最小的细节成就了最大的改变。我相信，替病人端上一杯饮料，或就他们正在读的书说几句俏皮话，或询问他们过去的工作，或聊聊他们放在床头柜上的家人照片，我相信这些小小的善举所带来的帮助比任何处方药都多。这些小事可以改变病人的自我认知，从而改变他们生命最后时光的心境与基调。

记得前不久我坐到一位中年男子的床边，他叫唐，穿着仿制的曼联足球衫躺在床上。他患了癌症，时日无多，他的身体、面部、手臂和腿部已经出现了难看的瘀伤。医疗团队已告知他不需要进一步治疗了。他的肾脏衰竭，现在每周需要透析三次。他做了一辈子的司机，后来在一家快递公司工作。他从未结婚，尽管与前伴侣有一个孩子，但现在已经与他们失去了联系。他独自住在一个保障性住房的出租公寓里,有几个熟人,但没有一个人称得上密友。他在英国没有其他家人,临终愿望是见一见他在加拿大的哥哥,也是他唯一在世的亲戚。不幸的是,他无法去看望他哥哥,因为负担不起机票钱和在加拿大的透析费用,而且他哥哥也病了,无法来英国。他的故事令人伤心,但他讲述时并没有自怜。他说完后,沉默了一阵。我默默地听,领会他的悲哀与无望,最后我说:"你是曼联的球迷,事情不会比这更糟了。"我们都笑了,有那么一瞬,我们都沉浸在荒谬的幽默和悲怆之中,沉浸在生活的脆弱和平庸之中。除此之外,已经没什么可做的了。我坐了一会儿,然后开口说,我们是否可以申请慈善机构或众筹,让他去加拿大见哥哥最后一面。尽管身体虚弱、疲惫不堪,但他还是稍稍振作了一下。尽管我再三告诉他我还什么都没做,他还是一再感谢我。我说,周末后我会再来看他。

周一下午,我坐在初级医生的办公室里,与我带的实习生一起查看住院患者名单,发现唐已经不在名单上了。他在周末去世了。我知道他应该是在综合医院的病房走的,床边没有家人或朋友。想到这里,我感到一阵惆怅,然后就像大多数久经沙场的医生那样尽量不去想太多。在医院上班的医生常常经历这样的事。我回想着和唐的最后一次谈话,希望给自己一些安慰。当医学上没有什么可做的时候,当我们不再是一名医生的时候,就应该做好一个人类该做的事情,能够给予希望——切实的希望,而不是空洞的承诺——这是成为一名好医生的关键。患者需要知道他们有一个盟友,一个关心他们的人。能用可衡量的方式完成的工作毕竟有限,但想象一下,若能让一个人在生命最后的日子里少一点绝望,这价值要怎么估量呢?

1979年,《美国流行病学杂志》(American Journal of Epidemiology)上发表了芬兰的一项研究。研究表明,未接受癌症治疗的患者的自杀率要高于接受治疗的患者[4]。目前尚不清楚为什么会出现这种情况,因为许多自杀事件发生在确诊后的几周内,当时可能尚未开始治疗。也许这些病例是在治疗开始前自杀的,但也有可能在这些病例中医生决定不提供治疗。这可能是一个实际而明智的决定,允许将资源恰当地分配给那些医生认为有可能治愈的患者,而不是那些被认为无望治愈的患者。然而,那些感到希望渺茫、感觉被医学界抛弃的人,很快就会在思想、言语和行动上放弃自己。2012年的一项研究对美国350多万被诊断患有癌症的人进行了随访,再次表明自杀风险在诊断后的第一个月达到峰值,此时的绝望和焦虑可能达到最高水平[5]。

当然,反过来说也是正确的。我从乔奇诺夫教授那里学到了"尊严疗法",这种疗法旨在解决绝症患者的心理和生存困境[6]。在这种疗法中,接近生命终点的患者会接受一系列谈话,鼓励他们谈谈这一生对他们而言最重要的事情。这些谈话会被转录、编辑成册,并在他们去世后遗赠给家庭成员。这是一种个人遗产,后代能够从文字中认识对先人而言最重要的事情,从而更好地了解他们是谁,看到他们在世间留下的足迹。对患者自身而言,大约一半的人反馈说这个疗法提高了他们的生活意愿,三分之二的人报告说觉得人生更有目标感,更有意义。毫无疑问,这对他们的家人也有帮助,一项研究表明,78%的亲属认为这有助于他们缓解悲伤,也持续带给他们安慰[7]。

我之所以想到了乔奇诺夫教授的工作成果，是因为在《英国医学杂志》(British Medical Journal)上读到的另一篇研究[8]。该报告于2017年发表，研究了2009至2013年间欧洲药物管理局批准的四十八种新的抗癌药物。令人沮丧的是，该研究发现，当这些药物获准进入市场时，没有证据表明其对患者的生存率或生活质量有显著提升。换言之，尽管新的癌症药物的成本迅速攀升，但病人因此受益的证据确实很少。它似乎是当今医学实践的一个缩影，即在临终关怀阶段，高价的药物并无太大用处。我们的习惯将健康问题医疗化，而不是更广泛地考虑患者的健康福祉，所以有人会靠着那些在生命末期几乎没有益处的药物赚钱。我毫不怀疑，每个推动新药上市的人都是出于好意，想要努力优化癌症的治疗方法。当然，无论在哪个领域，我都支持那些比过去有显著改善的药物。或许这个想法有点一厢情愿，我心里也希望这些药物确实是医疗方面的进步。然而，证据表明事实并非如此。相比之下，像"尊严疗法"这样对死亡体验产生真正影响的疗法却很少有人考虑，更不用说提供资金了。因为它缺少医学新突破所带来的兴奋感，而兴奋感正是每个人都渴望的。心理疗法可以产生如此深远的影响，但在匆忙批准新药物的过程中似乎被忽视了，这种忽视不是出于恶意或刻意，而是因为现在的医学就是如此。

第十八章
新冠之疫

回想起新冠病毒大流行之初，我的脑海中浮现出支离破碎的画面。疫情骤然暴发，一路蔓延，然后突然就降临到了欧洲。我看着电视新闻里仓皇不安、泪流满面的意大利医生，他们的脸因戴口罩而变得皱巴巴，正在发生的事情严重到让他们崩溃。在英国和美国，恐慌情绪上升成了对卫生纸短缺的担忧，在我的记忆中，超市货架第一次变得空空荡荡。

病毒是微小的颗粒，小到即使在最强大的光学显微镜下也看不到它们，并且在任何正常意义上都不是真正的生物。病毒不能像其他生物一样复制，需要进入一个真正的活生物体的宿主细胞，劫持它以产生更多的病毒，然后才会产生数以百万计、数十亿计的病毒颗粒，并透过空气、血液、触摸传播到另一个宿主体内。病毒没有思想和意图，没有恶意和目的。我们将病毒人性化，说它们邪恶，并说要抗击病毒，但我们的对手没有意识到要与我们对抗。病毒是残酷且无情的。

这种病毒让世界屈服，引起了特别的共鸣。我曾担心全球变暖、战争、恐怖主义可能会改变我们的日常生活。然而，人类的傲慢却被自然界中最微小的粒子揭露出来，这既是黑色喜剧，也是一场悲剧。病毒把生活剥离得只剩下最基本的模样，从而揭示了我们内心深处的东西。对我们个人、整个社会以及全球政治结构都是如此，病毒是伟大的启示者，也是心狠的刽子手。

之后医院上下都进入了作战模式，召开紧急会议。视频会议的新鲜感到现在尚未消退。在危机爆发初期，我们强调无私的精神，害怕冷嘲热讽。人们说了很多话，但其中大部分毫无意义。因为我们都避谈一个明显的结论，即没有人知道这场疫情会变成什么样子。在缺乏证据的情况下，人们众说纷纭。精神科的作用尚未确定，但预计会很重要。

令人惊讶的是，第一个讨论的话题不是关于病人的，而是医生和医护人员将如何应对。精神上的压力预计将非常沉重，人们引入了一个以前从未在医学中使用过的概念，一个从军方借用来的术语，即"道德创伤"[1]。既然我们都说"抗击"病毒了，使用军事术语或许并不奇怪。用军事术语来说，"道德创伤"体现的是战争对人的隐形影响。它描述了士兵被要求参与违背自身道德价值观的行为，或目睹这种行为而不加以阻止之后的情绪影响。据说，伦理和道德上的妥协会导致士兵产生持续的羞耻、内疚和心理健康问题，有时还会导致成瘾问题。由于被迫陷入这种状况，士兵会对发令的官员或体制感到愤怒和怨恨，这种情绪可能始终挥之不去。在会议上，精神医学专家担心这即将成为医务人员的命运。他们将被要求做出选择，决定哪些患者使用呼吸机，哪些患者只能任其死亡。他们无法直视失去亲人的家属的眼睛，对他们说："我们已经尽力了。[2]"

不过，在过去了几天直至几周后，这一令人担忧的情景并没有发生。在世界其他地方，许多卫生系统濒临崩溃，医生们越来越难以应付。然而，在英国，当重症监护医生忙得不可开交、精疲力尽时，我的许多普内科和普外科同事却报告了相反的问题，那就是他们没有足够的工作可做。为了留出足够的医疗人手和资源，门诊、常规手术和移植手术都被取消了，但事实证明我们并不需要这些这么做。（至少在第一波中是这样，第二波则完全是更残酷和令人沮丧的经历。）与此同时，医疗机构中的大量医疗问题消失了，心脏病发作、中风、哮喘发作、视网膜脱落和其他紧急医疗问题去哪里了？这些病人似乎不再来医院了。精神科的转诊人数也下降了，至少根据我所在的地区来看，自残的患者似乎减少了。

我回想起美国"9·11"袭击事件后《英国精神病学杂志》发表的一篇论文[3]。该文对恐怖袭击后的自杀率进行了调查，发现该年九月自杀率创下二十二年来九月自杀率的新低。这似乎呼应了19世纪和20世纪初的法国社会学家埃米尔·涂尔干（Émile Durkheim）的理论[4]。涂尔干是第一批从社会学角度探讨自杀的人之一，他不仅关注个人的影响，也关注社会对自杀率的影响，包括经济和其他社会事件。他强调的一个例子是1848年欧洲自杀率急剧下降，而这一年欧洲大陆发生了一系列革命。他假设，在特殊的危机时期，例如战争或其他冲突，人民会团结在一起。在一个原子化的社会，感到孤独是自杀的风险因素，但在与共同敌人的斗争中，社区凝聚力降低了自杀率。毫无疑问，新冠疫情蔓延就是一个危机时期，似乎印证了涂尔干的理论。不过，我并没有忘记他理论的另一面：在经济危机时期，自杀率有上升的趋势。随着世界各国政府借了大量的资金来维持经济运转，经济学家便警告说，这将是第二次世界大战以来最严重的经济衰退。而我则担心，新冠疫情之后，是否会随之而来一波自杀潮。

在英国政府首次宣布封城的前一天，我去了离家有二十分钟车程的公园，想在一个远离人类的开阔空间里享受些许独处时光。我怀着感伤，试图接受生活即将改变，而且是可能永远改变的念头，想要用心品味这趟散步。然而，公园里的其他伦敦人也有着同样的想法，我们边散步边设法保持两米社交距离的样子，仿佛是参与了一段集体编舞，也像是共同创作了一幅几何设计画。这真是前所未有的经历，感觉既荒谬又悲凉。走回车里时，我发现地上有一只被掷偏的飞盘，但没人去捡，因为担心被感染。

第二天封锁开始，对我心理的影响由此出现。首先是一封政府机构寄给我妻子萨拉的信，信上说，由于她身患哮喘，一旦感染新冠病毒，即属于易感人群，因此需要"严加防护"。她需要确保自己与任何人（包括她的直系亲属）的距离不能少于两米，这种状态必须维持十二周，并即刻生效。萨拉是一名医生，平时头脑冷静，但她在这封信里几乎只看到"易感"这个词。我被放逐到客房，如果我们不小心同时进了厨房，就会在工作台周围跳起奇怪的双人舞，避免接触到对方。如果我想开冰箱，萨拉就会绕路跑到水槽那边。

"萨拉，这简直太离谱了。"

"这是政府的建议。我需要严加防护。"

"但你昨天在车里就坐在我旁边啊。从那以后,我也没去过其他任何地方。"

与我们的许多情绪一样,这不是基于现实的理性评估,而是一种被贴上"脆弱"标签的无力感。这一标签具有伤害力,带来恐惧和怀疑,以及对最坏情况的期望。在接下来的几周里我与许多患者和朋友进行了交谈,因被官方归类为弱势群体,他们对被"严加防护"有类似的反应,似乎官方认定的"脆弱"标签能催生出一种令人沮丧的独特情绪。我的许多病人开始担心死神会用瘦骨嶙峋的手指拍打他们的肩膀。新冠病毒揭开了所有人内心深处的生存恐惧。

在医学这门学科中,脆弱感是一种很普遍的感受。现代医学的声誉建立在治疗传染病的能力之上,医学已经消除了人类对瘟疫或因手指割伤而感染死亡的恐惧。新冠病毒则可能推翻这一切,它的传播路径奇怪且不可预测,我们几乎无法理解,更不用说控制住它了。它对男性的影响大于女性。原本应在老年人中尤为严重,但突然间一个健康的年轻人也可能成为重症患者。怀疑和彷徨悄悄钻入公众心里。

这是最糟糕的一种怀疑。谈到赌博,最容易让人上瘾的地方是"随机强化",也就是时输时赢,胜负难以预测,下一轮的转盘或掷骰子可能就会改变一切。没有规则可言,也没有控制它的方法,这就是为什么赌徒会抱有迷信,给自己一种控制局面的错觉。反之亦然。当可能出现非常糟糕的结果时,如果人们不能预测或无法控制结果,就会感到尤其沮丧,而正是这种不确定性对人们的幸福感最具破坏性。(这让我想起了我童年时听过的一个古老的犹太笑话,讲的是一个男人从母亲那里收到一封电报,上面写着:"开始担心吧,详情之后再说。")病毒似乎给我的医学界同事们带来了奇怪的情绪,每个人都希望自己是重要的局内人,都想被视为领导抗击病毒的"战役"中的一员,这是医学界同仁的普遍动力。网上出现了医护人员编排舞蹈的视频和医生穿着防护装备的自拍照片。在现实世界中,则有大量的重复工作。即使有些关于新冠病毒的倡议是其他人想出来的,医生们也希望它们能被看作是自己的原创"新"思路。这让我想起调侃心理学家的那句老话:他们宁愿使用对方的牙刷,也不愿使用对方的心理量表。我想这在任何地方都是一样的,当脚下的沙子在流动时,每个人都希望自己的生命并非轻于鸿毛。

为了满足人们对新冠病毒新闻的无限需求,名嘴纷纷露面。这些言论最初令人担忧,然后是疲惫,最后多到难以忍受。我想起了查理·布鲁克(Charlie Brooker),他是黑色未来主义电视剧《黑镜》(*Black Mirror*)的编剧,曾在电视新闻节目《新闻之夜》(*Newsnight*)中接受采访。他把观看有关新冠病毒的新闻比作吃水果,"适量对你有好处,再多就会让你拉肚子了"。但我们被没完没了的新闻迷住,就像被眼镜蛇催眠了一样,无法从凝视着我们的死神身上转移视线。我们都成了病毒学和流行病学专家,我们把希望寄托在疫苗上,而"希望"是一个非常糟糕的危机应对策略。

至于新冠疫情对我的病人的影响,则好坏参半。其中一些人告诉我,他们比平常日子更快乐,这是我在疫情之初没有想到的。

不用每天通勤上下班，这让他们觉得少了负担，而且更高兴居家办公让他们成为自己工作场所的主人。能否驾驭工作环境，对一个人的健康和福祉起着非常重要的作用，虽然它常常遭到低估。著名的"白厅研究"[i]调查了在白厅大街的英国政府核心部门工作的公务员的心脏病发病率[5]。研究人员发现，你能控制工作环境的程度，也就是说，你在什么时候以及如何工作，与日后罹患心脏病的风险相关。那些对工作几乎没有控制权的员工（研究称之为"低决策自由度"）的压力比那些能够控制的员工更大。缺乏控制能力，预示着在随访期间冠状动脉疾病的发病率会更高。因此，对我的一些病人来说，他们第一次体验到了更大程度的自主权，感觉更受信任，更有控制力，也更有成就感。

更令人惊讶的是，一些焦虑症和抑郁症患者告诉我，他们可以很好地适应封控，有些人甚至很享受：每个人都生活在自己的世界里，没有人比他们外出的次数更多，或者玩得更开心。难得有一次，这些患者的体验变成了大多数人的共同体验，此时他们已不再是被遗忘和边缘化的少数群体。几位患者表示，他们曾担心发生这样的灾难太久了，现在它已经到来，简直是一种解脱。

---

i   白厅（Whitehall）是英国伦敦市内的一条街，在这条街及其附近坐落着英国国防部、外交部、内政部、海军部等一系列政府机关，因此"白厅"也成为英国行政部门的代称。白厅研究（Whitehall studies）是一项为期10年的研究，由伦敦学院大学的迈克尔·马尔莫（Michael Marmot）主导，从1967年开始，研究人员追踪10308名20岁到64岁的英国公务员，比较社会因素（教育、就业、工作岗位、收入水平和住房情况等）对其健康的影响。研究表明，社会地位越高的人，寿命越长；反之，社会地位越低的人，寿命越短。

他们的关注点不再是忧虑和不确定性，而是如何尽力应对。

然而，最常见的情况是，病人开始感到痛苦。我打电话给几个月前才初次就诊的一个门诊病人。他被转诊的原因是情绪持续低落和焦虑，也有不明原因的瘙痒。起初，医疗团队怀疑可能是肝脏或肾脏疾病引起的，但所有检查都徒劳无功，仍然无法解释病因。他二十几岁，瘦瘦的，坐在我桌子对面的椅子上，有点不自在。我推测他知道吸毒是导致所有问题的原因，因为我没花多长时间就弄明白了，他愿意自己接受一轮检查，而不是直接告诉医生实情，因为后者让他感到耻辱。也许其中有他一厢情愿的因素，也有否认的因素。我们开始谈论起吸毒问题来，真相既已大白，他反倒感觉一身轻，所以对我坦诚相告了。因为无聊，他大部分时间都在吸毒，以填补生活中的空虚。他没有亲近的家人，没有真正的朋友，也没有社交生活。他独自和狗生活在一起，虽然白天有一份文书工作，但晚上没有什么事可做，于是就开始吸毒。我们制订了一项治疗计划，以增加他的社交为基础，并制定切实可行的步骤来安排他的生活，这样他就不需要依靠药物独自度过漫长的夜晚。他告诉我，计划很顺利，直到封锁和强制隔离开始。无聊再次充满了他的生活，不久他又开始吸毒了。我毫不怀疑他低估了自己吸毒的程度，也许他不想让我失望，更可能的是他不想向自己承认这一点。无论哪种情况，看着病人步步倒退从来都不会让人好受。

我有一些病人变得更加偏执，因为隔离会让人出现这类心理特征。记得我一位年迈的亲戚在晚年就变得非常偏执。她年轻时也有点多疑，总是咬定清洁工偷她的东西，或者杂货店老板在她的购物袋里放了低质量的农产品。当她年老了，丈夫走后，她会打电话告诉我们有人在晚上进入她的公寓，拿走了一些肥皂或是挪动了她的鞋子。我们都以为她变得精神错乱，而偏执只是其中的一个征兆，但令我们惊讶的是，当她搬到护理之家后，偏执的表现就消失了。人际接触有助于人们恢复清醒，它允许对我们的思想或情绪进行三角测量，以确保我们没有悄悄偏离思维的正常点。我们都有过这样的经历：反复思考某人的评论，把它翻来倒去，过度解读，赋予它根本没有的意义。当我们反应过度时，需要可靠的人来点醒我们。离群索居会消除这些人际之间的相互制衡，让人退缩到一种缺乏信任、充满敌意的思维方式中去。

还有其他病人则变得更加孤僻和沮丧。缺乏社会联系已经让生活变得很困难了，但被解雇或无薪休假（后者是我们大多数人在新冠肺炎疫情之前从未听过的词）对某些人的心境来说更是雪上加霜。时间仿佛豁了个大口子，所有曾被紧张琐碎的日常生活所掩盖着的怀疑和不确定性都伺机涌了进来。对有焦虑倾向的人来说，新冠疫情会让他们产生焦虑的想法，思考这一切何时结束以及如何结束。至于有抑郁倾向的人，疫情则会引发无助、受困和绝望的感觉。

至于我呢？我担心在曼彻斯特的父母，我已经好几个月没有见到他们了。我不是在家里，就是在单位，没有朋友，没有足球比赛，没有咖啡馆，没有酒吧，也没有假期，这让我感到有些幽闭恐惧。我能感受到时间在不断流逝，日出日落，周而复始。我能听到鸟儿在树上唱歌。每天晚上躺在床上时，我都会想这一天过得是否有价值。这些沉思有时伴随着一阵焦虑，一种深深的不安。新冠疫情揭示了许多真相：我意识到自己在独自挣扎，我害怕孤独，害怕碌碌无为的晚年，害怕死亡。

我也担心人类。但我相信，我们是一个骄傲又有韧性的物种。也许新冠疫情能让我们重新思考彼此之间的互动，让我们形成一个更加紧密、慷慨、有奉献精神的社会。尽管我们人类有许多弱点，但我们都想获得归属感，都想为更大的福祉作出贡献，都希望有一天回顾一生时，自己能够说一句：世界因我们存在过而变得更美好。也许未来几年就会带来这种变化。也许新冠疫情会引导我们走向一个联结更深、更公正、更平等的社会，也许我们将齐力应对全球变暖、贫困和不平等的挑战。

新冠疫情在某段时间里夺去了我们的一切。我们开始重新关注亲手铸就的生活中最本质的东西。这让我更加了解自己。我意识到，从根本上来说，我是喜欢人类的。我对在诊所看到的许多问题都有所共鸣，即使我自己从未亲身经历。我对我们人类深表同情，同情我们的恐惧和脆弱，我们的不安全感，我们深陷困境的悲哀。在这个星球上同行，我对同伴们的人性本质充满同情，也许这就是我成为精神科医生的原因吧——我想尽力帮助他们。

后记

对精神科医生来说，收到感谢信不是常有的事，大多数人宁愿忘掉看过精神科这回事。因此，当我发现信箱里躺着一封手写的米黄色信件时，根本猜不到它是关于什么的。我费了番工夫才撕开信封，差点撕破里面的信纸。原来，这是封病人来信，我对她早已忘却了，依稀记得只见过她一回，还是在四年前。所以我查阅了当时的病历记录，试着回想她来就诊的原因。她是一名护士，有抑郁症病史，近些年来一直定期服用抗抑郁药物，但似乎效果欠佳，因为她的抑郁症时好时坏，并无定数。她担心自己患上了难治性抑郁症[i]，每天都过得提心吊胆。和她面谈后，我得出明确的结论：抗抑郁药物之所以不起作用，是因为她压根儿就没有抑郁症。或许数年前她是有过一次抑郁发作，那次的治疗也的确有效，而此后她的每一次情绪起伏，最后都是以服药结束。人

---

i 难治性抑郁症（Treatment—resistant depression）：指使用两种或两种以上不同作用机制的抗抑郁药物，足量、足疗程后治疗无效或收效甚微者。

得过抑郁症后通常会忘记一个事实：心如刀绞时痛哭，事与愿违时哀叹，这都是生而为人的正常反应。他们很容易把这些正常情绪归结为抑郁症复发，而医生最终也会同意这种说法。像抑郁症这样的诊断，一旦被当成标签贴在身上，就像强力胶一样轻易甩不掉。到最后它会造成极大的伤害，让你相信自己就是个病人，但凡生活中遇到些问题你就应该无能为力。我给她的建议是，日子该怎么过就怎么过，好好生活，尽力享受。毕竟，她的身体很健康，除了不必要的担忧，其余并无大碍。经过这唯一一次面诊，我结束了对她的治疗，并祝愿她一切顺利。

那封信上说，她在找抵押贷款文件时，在文件柜后面发现了我当时写下的面诊总结。她想告诉我，那次见面后，她仔细思考了我提出的建议，发现的确是因为钻了精神疾病的牛角尖，才把生活搞复杂了。在这个全新的视角下，她发现自己身心并无大碍，最严重的问题不过是容易自我束缚，画地为牢。一旦拥有了全新的认知，她发现自己没有理由拒绝男友的求婚。如今她已结婚三年，诞下一对双胞胎。生活对她温柔以待，她觉得也许该告诉我一声。

她的来信令我欣喜。一次我早已忘却的面诊，连病人名字都记不起来，没想到对她却是影响深远，竟还促成一段姻缘与新生命的降临——想想还真是奇妙。一方面，我其实没有做什么，我没有给出什么特别的诊断，没有使用新式的成像技术，也没有给她开最前沿最昂贵的药物——如果真的用了，我敢打赌，但凡病情有所改善，都会被归功于昌明的现代医学。另一方面，我所做的是尽可能详细了解她的病史与生活经历，然后得出结论——她没有病，她很健康。这与她之前的医生们所持的观点截然相反，他们只对她的症状做了粗略评估，就开给她不同疗程的抗抑郁药物。

这让我想起学医时在图书馆复习迎考，读到过一本尘封的旧书。它讲述了20世纪40年代末在英国医学协会（British Medical Association）举行的一场辩论——医学是科学还是艺术？我反复琢磨书中的这段讨论，这个问题在当年的我看来毫无意义，完全想不通有什么好讨论的。当时我正埋头苦读病理学、生物化学、生理学、解剖学和外科学等教科书，钻研如何解读X光片，还听说有一项叫磁共振成像的新技术问世，它成像精美，能直窥人体内部。医学显然是一门科学，有哪个聪明人会认为这个问题值得一辩呢？我继续往后读，翻过一页，发现"医学是科学"的论点在辩论中险胜。很好，我松了口气，可仍然有近半数人不认同这个观点。我摇摇头，认定参与这场辩论的医生都是"迷惘的一代"[i]，不过是一群迷信的庸医。他们还穿着19世纪的长礼服，用泻药、药膏和水蛭来治病，跟我正在研读的医学一点都不沾边。

然而，时移事迁，我逐渐有了新的体悟：医学的基础虽然是科学，医学的实践却是一门艺术。当然我非常尊重科学，医疗保

---

[i] 迷惘的一代（The Lost Generation）：又称迷失的一代，是美国文学评论家格特鲁德·斯坦因提出的第一次世界大战到第二次世界大战期间出现的美国一类作家的总称，后被泛指为当时正处于成年早期的社会世代群体，也就是出生在1883至1900年之间的人。他们之所以迷惘，是因为当时的传统价值观念不再适合战后的世界，可是又找不到新的生活准则。他们认为，只有现实才是真理，可现实是残酷的，于是只能按照自己的本能和感官行事，竭力反叛以前的理想和价值观，用叛逆思想和行为来表达对现实的不满。

健领域的创新常常让我惊叹，我也热衷于阅读基因组学、靶向单克隆抗体和外科手术发展的资料。其实，真正从这些进步中受益的人，只占了病患群体很小的一部分，但人们似乎已经被说服：这就是真正的医学。各种纪录片欢欣鼓舞地宣传外科团队的英雄事迹，还把大特写镜头给到脱氧核糖核酸的螺旋结构。大众所能看到的只有这些，自然就以为这就是医学的全部。人们普遍认为，医学的基础就是移液管、试管、活检、病理切片、成像技术和微创手术，这种观念很少受到质疑。

记得读医学院时，我曾被派到伦敦郊外几英里远的一家医院接受儿科培训。在那儿的日子相当乏味，但比乏味更糟糕的是一种挥之不去的无能感——总是碍手碍脚的，也谈不上真的为病人排忧解难。我得没完没了地待在接诊室，在一旁静静观察带教医生坐诊，既不振奋人心，也没啥学习效果，无聊的感觉如影随形。好一点的带教医生会派你单独去和患儿或家长沟通；有些医生偶尔会记得你在那里，等患儿离开后，多少还能跟你草草地聊两句病例；还有一些医生直接把你当空气，最多就是一个人形摆设。我恰好就跟着第三种医生坐诊，每天不是等着观诊结束，就是等着去吃午饭。我在椅子里扭了几下，发现屁股都坐麻了。接连有几个哮喘患儿进来看病，好不容易熬到结束，我问带教医生喜不喜欢他的工作，是否会推荐儿科作为职业选择。这一问简直就像开闸泄洪一般，让他滔滔不绝地吐起苦水来。他坦言十分后悔选择了这份职业，原以为能悬壶济世、口碑载道，当一名在千钧一发之际化险为夷的白衣天使，是多么刺激又充满戏剧色彩。可现实中呢，跟学校协调、同社会服务部门开会、安抚焦虑的家长，这就是他的日常，这些琐事无时无刻不让他厌烦。没有人告诉他这就是医学。他太晚才悟到，医学不是英雄主义，不是灵光乍现。那些力挽狂澜、拯救世界的桥段很适合拍影视剧，却只是医生工作中极小的一部分。

医疗领域日益细分化，甚至碎片化，越来越强调专精。专科医生的知识愈加深刻精细，但代价是无法顾及全貌。病人经常是先后看过五六个不同科室的专家，最后被送到我这里。每次转诊都耗费了病人大量的时间和精力，可从这些专科医生的报告中，我读到的几乎是一模一样的话——他们会明确表示病人得的不是某类疾病，换句话说，问题没有出在他们专门研究的器官上。有时，他们在检查和治疗扫描或验血中的可疑问题之后，就会得出上述结论。他们都建议另一位专家来看看是不是身体别处有问题。每个人似乎都对各自限定的专业领域很有把握，而对那个专业领域之外则越来越无能为力。

医学基于这样一个假设：病人之所以出现症状，是因为患有潜在的疾病。病人凌乱的自述、对病因不准确的主观感受，都得交给医生去一探究竟。医生们希望剔除杂音，找到信号。一项研究表明，在首次面诊中，医生通常会在第十一秒即打断病人的自述[1]。设定就诊目的的是医生，而不是病人。医生旨在明确定位患者的病理性源头，通过密集的提问与有针对性的医学检查，迫使人体揭晓答案。医生所做的是从混乱中摸索出秩序——云开雾散，水落石出，诊断结果清晰可辨。

上述行医方法存在一个问题，那就是现实情形远非黑白分明。病人会呈现出一些与疾病或诊断无关的症状。理解病人的意图能让就诊更有成效，也能直接解决病人担心的问题，而这些问题往往出乎医生的预料。我见过一位犯头痛的年轻女病人，她的医生认为问题不大，但还是在她的要求下安排了脑部扫描和其他检查。即便如此，她仍然感到自己被医生草草"打发"了。我觉得她这么说有失公允，毕竟该做的检查那位医生都给她做了，可她却说他做得非常不情不愿、敷衍了事。最终，检查结果出来显示一切正常，医生对她说："都是好消息，你没问题。"

可她还是觉得自己哪儿出了问题，因为头还在痛。我问她是不是不信任那位医生，她回答并不是。我接着问："好，看得出来这个问题你已经想了很久，那你认为是什么原因造成头痛的呢？"她不好意思地回答，虽然知道自己反应过度，但心里实在感到恐惧。原来，她在大学里的一位朋友上学期因为脑瘤休学了。因为彼此还没那么熟悉，她不清楚朋友情况怎么样，但这件事让她高度焦虑。其实，要让她打消疑虑，只需明确告诉她"放宽心，你没有得脑瘤"。有了这样的宽慰，她的头痛自然就好起来了。

医生往往很少有时间与患者真正交谈。门诊得面对高强度的接诊压力，求医者不计其数，医生应接不暇，印证了那句老话——"欲速则不达"，原因在于它不符合成本效益。我们已知每年有数十亿的钱浪费在不必要的医疗检查上，也已目睹精神疾病让慢性疾病患者付出更高昂的代价，包括健康和财务的代价。我们看到了临终关怀的成本、不理解病人的决定导致的成本，以及病人不按处方服药的成本。

如果你有过与人争论的经验，你就知道，要想说服对方，首先得倾听和理解对方的立场。一个人改变想法的前提是感觉到自己的想法被听见了,而不是被大声喝止。只有当对方觉得你倾听了他们的心声,他们才会愿意听你说。医学也是如此,要想有效地治疗病患,尤其当你希望病人能接受你的观点时,就需要多听,而非一味地说。可惜我们都知道,现实情况是医生在病人问诊时以说为主,总是早早打断病人,频频插话。

大多数医生都知道这一点,但知道不等于做到。虽然我们了解疾病,也理解病患的行为,医学实践却始终偏向于理性和科学的视角。这一现象在二级医疗[i]中更为明显,医生更认同自己的角色是"医身"——医治患病的身体,而非痛苦的心灵。我可以理解这一现象是为了把问题限制在可控范围内,但这么一来,对生命个体的关怀就被简化为一个临床诊断(之后再被简化为账单编号)。这种方法或许有助于医生,却不能从根本上服务于病人,因为过分简单地理解病患问题只会带来过分简化的解决方案。医疗要起效,就需要理解病人的生活背景,也需要让病人感受到医生是理解自己的。我们的医疗没能做到这一点,正是人们求助于替代医疗或辅助医疗[ii]的最常见的原因。现代医学或许能凭借其技

---

i 二级医疗:英国自第二次世界大战后实行全民医疗服务制度(NHS, National Health System),具有社会福利性质,包括两个层级的医疗体系:第一层是以社区为主的第一线医疗网,通常由一般家庭医师及护士在社区驻诊提供医疗保健;第二层则是 NHS 的医院服务,由各科的专科医师负责并接手转诊的病人,或处理一些重大的意外事故及急诊者。

ii 替代医疗或辅助医疗:尚未在通常的医学院内讲授的医学知识,尚未在一般医院内普遍实践的医学或医疗方法,包括世界各地的传统医学、民间疗法,如:中医(中药、针灸、指压、气功)、印度医学、芳香疗法、维生素疗法、食疗,等等。

能力令病人折服,但失去"仁心"的医学必定也会失去人心。

由于我在教学医院工作,平时也要带教医学生。我喜欢带学生,因为尚在求学的他们通常还没被"教育"到失去常识的地步,时不时还会刨根问底。但同时,他们又极度渴望得到直截了当的答案。我在教学生如何治病时,通常引导他们用一个单词来回答,得到的答案常常是一个药名。我借此进一步向学生解释,比如说,治疗抑郁症不只是给病人用一个或几个抗抑郁药那么简单,还要了解病人的生活方式、支持系统、就业情况、药物使用、自尊心,等等,这些方面只要能有所改善,都能促进康复,因此都需要了解。身体健康问题也是同理,治疗疼痛不只是给患者用止痛药,还得了解疼痛发生的背景和相关的情感触发因素:患者是否觉得能够控制疼痛,他们认为疼痛意味着什么,对疼痛有怎样的恐惧。若是不把病症的背景和心理因素考虑进去,就是不动脑筋地给人看病。在过去的几十年里,科学还原论已经把医学带到了如此地步。

医生在私底下会讨论"心沉病人",顾名思义就是那些进入诊室时会让医生心里一沉的病人。过去的心沉病人都有厚厚一沓病历文件,现在则是电子病历,文件大得需要花很久时间下载。他们因为持续的症状而不断去见医生,解决不了就转到专科;专科医生再不断把他们转回全科医生那里,也没能得出明确的诊断。隐约的背痛、总不见好的头痛、眩晕、鼻窦不适、盆腔痛、疲劳、喉咙异物感、慢性咳嗽、反复瘙痒——这类病人会让医疗人员产生无助感和挫败感,因为医生最不喜欢的莫过于治不好的病人。病人不断回来,似乎是在挑衅医生,暗示他们的无能。这说明当前的医疗方式在处理很多病人的问题时是无能为力的。这些病人带着症状去求医，却被认为"没有真正的病"。这不是真正的医学。显而易见，我们对医学的思考和实践方式出了问题。

我有一位泌尿科的医生朋友兼同事乔纳森·格拉斯（Jonathan Glass）同我分享了关于心沉病人的思考[2]（后来发表在他精彩的博客上）。多年来，他所在的泌尿科每周都有不同主题的例会，其中有一周的主题就是"心沉病人"。科室成员轮流介绍他们的棘手病人。乔纳森决定另辟蹊径，从病人的视角出发，他创造了"心沉医生"这个术语。这种医生让病人一进诊室就唉声叹气，因为他们立刻意识到，这样的医生只会敷衍了事，对病患无动于衷，甚至连基本的兴趣都没有。心沉医生"不会用心了解眼前这个人，只会针对目前呈现的病症照章办事，无法为患者提供个体化的治疗。他们只想尽早将病人转诊到另一位专科医生手里"。

理解病人是一种能力，需要真诚的兴趣和好奇心，这很难手把手地教，却是卓越的临床医生不可或缺的本领。不了解病人的生活，就无法理解症状背后的意义以及病人恐惧它的原因。同样是正常的眼皮振跳，对一个失眠几晚的人来说没什么特别，可在一个有亲属患多发性硬化症的人眼里，眼皮跳就有非常不同的意味了。不了解病患的价值观和世界观，自然就理解不了为什么有些患者不愿意用医生开的药，不接受医生认为必做的治疗。医生眼里的"不依从治疗"，其实常常是他们尚未理解病人的视角。

我在执业生涯中遇到的坏医生屈指可数，绝大多数同行都正直、上进、勤勉，以救死扶伤为使命认真工作。问题在于我们建立的所谓医疗体系已经偏离了轨道。前以色列驻美国和联合国大使阿巴·埃班（Abba Eban）说过："所谓共识，就是集体层面每个人都同意，但个人层面没有人认同的话。"医学界几乎没有人相信，却普遍存在实践的共识——更多的检查和治疗，就等同于更好的医疗——是一种谬论。近年来，北美发起了一场名为"明智选择"（Choosing Wisely）[i]的医疗运动试图解决这一问题，许多西方国家也相继加入了该运动，但过度检查和过度开药的势头依然不减。

我的职业生涯中，有很多年时间都在收拾这种共识造成的残局。我想到了加文，一名四十四岁的男性患者，患持续性偏头痛已久。他告诉我，偏头痛始于十年前的某个早晨，一直持续到现在。偏头痛让他无法工作，几乎毁了他和妻子的关系，朋友也渐行渐远。那天早晨他一觉醒来，没有任何预兆，头痛突然出现，从此改变了他的命运。他说自己一定是在夜间磨牙，醒来才会下颌酸痛，头痛欲裂。他开始讲述自己的故事。

加文是一个温顺且敏感的人，给人的印象善良而羞怯。他竭力平衡人生中最重要的事情——工作、伴侣和家庭——唯恐顾此失彼。他一直在照料病重的母亲，这与妻子的意愿相左。妻子不明白为什么别的亲戚不去帮忙，为什么这总是加文的责任。她告诉加文也应该对自己尽责。在他照料病重母亲期间，他的兄弟居然认定加文想独吞母亲身后的全部遗产，因此对他极度不信任，

---

i 明智选择（Choosing Wisely）：由美国内科医师学会基金会发起的一项倡议，旨在促进医患对话，帮助患者选择真正必要、无害且有证据支持的医疗服务。

导致家庭纷争持续数月。

母亲死后，遗嘱公布了。不知何故，加文什么也没有得到。他怎么也想不明白个中原因。他猜测可能是母亲觉得兄弟更需要财产，或者（他觉得这个可能性更大）是母亲在兄弟的威逼利诱下不得已修改了遗嘱。加文有苦说不出。他告诉我他在梦里对着兄弟大喊大叫，把现实生活中说不出口的话都喊了出来。他夜间磨牙，白天惶恐不安，心里充满不祥的预感。他与兄弟的关系破裂，最终连话也不说了（"我当他已经死了"）。

加文看了医生，被转诊到当地医院的神经科检查头痛的原因。他接受了脑部磁共振扫描和各种抽血检查，所有这些检查结果都显示正常。医生给他注射了肉毒杆菌、开了药物，还实施了经皮电神经刺激疗法（TENS）[i]来控制疼痛。该疗法用到的机器是一个小盒子，通过在皮肤上施加轻微电击来阻断疼痛信号传递到大脑。这是基于疼痛的"闸门控制学说"，即轻微触碰会优先传导至大脑，从而关闭疼痛感知的闸门。可惜没有任何效果。一直以来，加文都试着告诉医生他的推测，即头痛可能是和兄弟翻脸、被母亲从遗嘱中除名引发的。但这事完全被忽略了，没人和他讨论过这个想法。他不断地换医院、换医疗团队，花了十年工夫才有人问他自己对病情的看法。被头痛折磨数年，导致他几乎没法好好做任何事，生活被无力感主宰，直到这时才总算得到他一直寻求的帮助。"我的十年啊，"他说着，做了一个把纸揉成团扔进房间角落垃圾桶的假动作，"这些年的门诊，这些年的检查和治疗，全

---

i 经皮电神经刺激疗法（TENS）：Transcutaneous Electrical Nerve Stimulation.

都白费了！"

面诊后，我还在回想加文的经历。脑海里挥之不去的是那张被揉成一团的纸，它何尝不是加文被偷走的光阴！很难解释这一切到底是怎么发生的，只能说医学界仍然偏爱过于简单的医学解释来处理健康问题，而将复杂的心理学解释拒之门外。

显然，我们的医学实践延伸出了一套医疗体系，但这种体系并不适合大多数来找我们看病的患者。当了二十年精神科医生，我渐渐领悟了前辈们的智慧，他们始终明白，医学首先是以人为本。每一代人都容易忘记这一点，每一代人都需要重新学习这一点。每一代人都以为，日臻成熟的技术手段能取代人际互动在诊疗中的首要地位。

精神病学绝不是医学的边缘学科，相反，精神病学就是医学。然而，在英国大多数急诊医院里，精神病学所做的工作都流于表面，甚至都不一定有。在英国，我们每年会额外花费80亿到130亿英镑，就因为我们未能帮助长期身体不适的患者解决心理健康的需求[3]。其中30亿英镑用于对因躯体症状而就诊的患者进行不必要的检查，但实际上他们的问题源自心理层面，加文就是如此。据估计，美国每年在医学解释不明的症状上要花费2560亿美元[4]。在临床路径的每一个阶段，从去社区诊所看病、挂急诊，到去大医院门诊和住院，有医学无法解释的症状的患者就诊次数更多，支付的费用也更高。

从医至今，我一直在观察统计数字背后的真相——有抑郁症的人比没有抑郁症的人更早因其健康问题离世；很多人去全科医生处就诊时，其症状通常找不到任何生理原因来解释。我渐渐理解了，一个人的心理健康和人格，不只决定了他的症状，也决定了他一生中健康问题的恢复效果如何。

诚然，就身体健康和生活各方面而言，我们的确是自己人格和心智的囚徒与产物，但这并非不容改变。我的经验是，通过帮助人们挣脱这些囚笼，理解身心互动的方式，能让医学的艺术性与科学性并肩作战，这将比单打独斗的任何一方都更有力，也更有效。

致谢

在我决定把身心健康紧密相连的观点付诸笔端时，还以为只要撰写成书便能顺利付梓，后来才发现是我想得太简单了。这样的天真有时在生活中反倒是一种优势，要不然，很多事从一开始就做不成了。但很快我便发现了写书的现实困难之处，以及出版的复杂过程。好在我非常幸运地遇到了我的经纪人乔纳森·康韦（Jonathan Conway），他是我认识的最善良、最温和、最睿智的人。他协助我把书的内容构思得更加清晰鲜明，在我动笔伊始便对成书充满信心。我也很荣幸能够与埃弗里出版社的卡罗琳·萨顿（Caroline Sutton）和大西洋出版社的迈克·哈普利（Mike Harpley）这两位出色的编辑合作。承蒙他们深刻的洞见与探究、对细节的觉察和对本书的信念，让这本书在许多方面受益良多。

我还要感谢我在美国的经纪人乔治·卢卡斯（George Lucas）和埃弗里出版社的助理编辑汉娜·施泰格迈尔（Hannah Steigmeyer）。二位不但人好，还十分高效，他们几乎总是秒回我的邮件。

全国各地也有数位同事慷慨拨冗参与讨论，帮助我拓展想法，他们是牛津的迈克尔·夏普（Michael Sharpe）教授、爱丁堡的艾伦·卡森（Alan Carson）教授、剑桥精神科的安娜贝尔·普赖斯（Annabel Price）博士、哈罗盖特的外科医生克莱尔·亚当斯（Clare Adams）女士，另外还有以色列的心脏病学家吉德翁·保罗（Gideon Paul）博士。他们花时间与我探讨书中的理念，纯粹出于对医学的热爱。在离家更近的伦敦，还有许多人也令本书增色不少，他们是泌尿科的乔纳森·格拉斯（Jonathan Glass）医生（在我心里他差不多已经是位精神科医生了），神经科的亚历克斯·莱夫（Alex Leff）教授、罗斯·费尔纳（Ros Ferner）教授、盖伊·莱施齐纳（Guy Leschziner）博士、保罗·本特利（Paul Bentley）博士，肾病科的大卫·盖姆（David Game）博士、里希·普鲁蒂（Rishi Pruthi）博士，糖尿病与代谢医学的路易吉·纽迪（Luigi Gnudi）教授，药剂师西沃恩·吉（Siobhan Gee）博士，心理学的勒娜特·皮雷（Renata Pires）博士、丹妮拉·阿尔维斯（Daniela Alves）博士和多萝塔·雅吉尔斯卡-霍尔（Dorota Jagielska-Hall）博士，神经精神医学的蒂姆·西格尔（Tim Segal）博士，以及持续性身体症状科的特鲁迪·查尔德（Trudie Chalde）教授。

我要感谢这些年来我所接诊的患者，能在他们的困难时期提供一些帮助，是我的荣幸。我也要感谢我所在的南伦敦医院和莫兹利国家医疗服务基金会信托，他们可谓是医疗界的模范雇主，还有盖伊圣托马斯国家医疗服务基金会信托，我每周大部分时间都在那里工作。

成书意味着书稿从我的案头进入公共的视野，接受大众评论的严格审视。这总是一个令人不安的时刻，因此我永远感激我的姐姐凯特·富尔顿（Kate Fulton），她是我最强有力的啦啦队员，也是评阅本书每一章的第一位读者，她从不打击我，而是总为我打气。我还要感谢好友丹·格林（Dan Green），请酷爱读书的他提点儿意见是再好不过了，他的见解也总是清晰又风趣。

在致谢的尾声，我想感谢与我素不相识的陌生人，也想感谢我生命中最熟悉的亲人。本书的大部分内容是我每天上下班乘坐伦敦地铁北线时写成的。无论是挤坐在位子上写，还是站着，一手拿苹果平板，一手勉强打字，我总是羞于让身旁的乘客瞟到我的文字，虽然我原本就是写给大众读者的。我想对在伦敦北线地铁"共患难"的同路人说一声，现在你们可以买一本来一看究竟啦。

最后，我要感谢我的家人。我的父母一直给予我无尽的支持，在我表达想法时，他们从不吝啬吐露自己的看法，同时也为本书出版而感到骄傲。感谢我的岳父母这些年来所有的付出。感谢我的姐姐凯特（Kate）和兄弟蒂姆（Tim），他们是我最亲密的朋友。感谢我的四个儿子，他们让一切都变得更值得，他们喜欢在经过电脑时指出我的语法错误，特别爱提醒我逗号用得太多。感谢我的妻子萨拉（Sara），她是我的北极星，是我一生的挚爱。她是一位优秀的血液学家、实干家，也是我的灵感源泉。

参考文献

第一章

1　Finkelstein, E. A., Haaland, B. A., Bilger, M., Sahasranaman, A., Sloan, R. A., Nang, E. E. K., & Evenson, K.R. (2016). Effectiveness of activity trackers with and without incentives to increase physical activity (TRIPPA): A randomised controlled trial. *The Lancet Diabetes & Endocrinology*, *4*(12), 983–95.

2　Verbrugge, L. M. (1984). Longer life but worsening health? Trends in health and mortality of middle-aged and older persons. *The Milbank Memorial Fund Quarterly. Health and Society*, *62*(3), 475–519.

3　Colvez, A., & Blanchet, M. (1981). Disability trends in the United States population 1966–76: Analysis of reported causes. *American Journal of Public Health*, *71*(5), 464–71.

4　Katz, J. N. (2006). Lumbar disc disorders and low-back pain: Socioeconomic factors and consequences. *The Journal of Bone and Joint Surgery*, *88*(suppl 2), 21–4.

5　Palmer, K. T., Walsh, K., Bendall, H., Cooper, C., & Coggon, D. (2000). Back pain in Britain: Comparison of two prevalence surveys at an interval of 10 years. *BMJ*, *320*(7249), 1577–8.

6　Freburger, J. K., Holmes, G. M., Agans, R. P., Jackman, A. M., Darter, J. D., Wallace, A. S., Castel, L. D., Kalsbeek, W. D., & Carey, T. S. (2009). the rising prevalence of chronic low back pain. *Archives of Internal Medicine*, *169*(3), 251–8.

7　Raspe, H., Hueppe, A., & Neuhauser, H. (2008). Back pain, a communicable disease? *International Journal of Epidemiology*, *37*(1), 69–74.

8　Petrie, K. J., Weinman, J., Sharpe, N., & Buckley, J. (1996). Role of patients' view of their illness in predicting return to work and functioning after myocardial infarction: longitudinal study. *BMJ*, *312*(7040), 1191–94.

9　Ekblom, O., Ek, A., Cider, A., Hambraeus, K., & Borjesson, M. (2018). Increased physical activity post-myocardial infarction is related to reduced mortality: Results from the SWEDEHEART Registry. *Journal of the American Heart Association*, *7*(24), e010108.

第二章

1 Calati, R., Ferrari, C., Brittner, M., Oasi, O., Olié, E., Carvalho, A. F., & Courtet, P. (2019). Suicidal thoughts and behaviors and social isolation: A narrative review of the literature. *Journal of Affective Disorders*, *245*, 653–67.

第三章

1 Haynes, S. D., & Bennett, T. L. (1992). Historical perspective and overview.In T.L. Bennett (Ed.), *The Neuropsychology of Epilepsy* (pp. 3–15). Springer.
2 Carlson, R. J. (1975). *The End of Medicine*. Wiley.
3 Kroenke, K., & Mangelsdorff, A.D. (1989). Common symptoms in ambulatory care: Incidence, evaluation, therapy, and outcome. *The American Journal of Medicine*, *86*(3), 262–6.
4 Nimnuan, C., Hotopf, M., & Wessely, S. (2001). Medically unexplained symptoms: An epidemiological study in seven specialities. *Journal of Psychosomatic Research*, *51*(1), 361–7.
5 Van Hemert, A. M., Hengeveld, M. W., Bolk, J. H., Rooijmans, H. G. M., & Vandenbroucke, J. P. (1993). Psychiatric disorders in relation to medical illness among patients of a general medical out-patient clinic. *Psychological Medicine*, *23*(1), 167–73.
6 Naylor, C., Das, P., Ross, S., Honeyman, M., Thompson, J., & Gilburt, H. (2016). Bringing together physical and mental health. the King's Fund. Retrieved from https://www.kingsfund.org.uk/sites/default/files/field/field_publication_file/Bringing-together-Kings-Fund-March-2016_1.pdf (accessed 26 Nov. 2020).
7 Howard, L., Wessely, S., Leese, M., Page, L., McCrone, P., Husain, K., Tong, J., & Dowson, A. (2005). Are investigations anxiolytic or anxiogenic? A randomised controlled trial of neuroimaging to provide reassurance in chronic daily headache. *Journal of Neurology, Neurosurgery and Psychiatry*, *76*(11), 1558–64.
8 Sharpe, M., & Greco, M. (2019). Chronic fatigue syndrome and an illnessfocused approach to care: Controversy, morality and paradox. *Medical Humanities*, *45*(2), 183–7.
9 Agha, R., & Agha, M. (2011). A history of Guy's, King's and St. thomas' hospitals from 1649 to 2009: 360 years of innovation in science and surgery. International Journal of Surgery, 9(5), 414–27.
10 Singal, R., Singal, R. P., Mittal, A., Sangwan, S., & Gupta, N. (2011). Sir Astley Paston Cooper: History, English surgeon and anatomist. *The Indian Journal of Surgery*, *73*(1), 82–4.

第四章

1 Scull, A. (2009). Hysteria: *The Biography*. Oxford University Press.
2 Seligman, M. E. P. (1972). Learned helplessness. *Annual Review of Medicine*, *23*(1), 407–12.

第五章

1 NHS Blood and Transplant. (2020). Organ donation and transplantation activity report 2019/20. Retrieved from https://nhsbtdbe.blob.core.windows.net/umbraco-assets-corp/19220/activity-report-2019-2020.pdf (accessed 26 Nov. 2020).
2 Matas, A. J., Smith, J. M., Skeans, M. A., !ompson, B., Gustafson, S. K., Schnitzler, M. A., Stewart, D. E., Cherikh, W. S., Wainright, J. L., Snyder, J. J., & Israni, A. K. (2014). OPTN/SRTR 2012 annual data report: Kidney. *American Journal of Transplantation*, *14*(suppl 1 (January)), 11–44.
3 Scheper-Hughes, N. (2007). !e tyranny of the gift: Sacrificial violence in living donor transplants. *American Journal of Transplantation*, *7*(3), 507–11.
4 Kahneman, D. (2011). *Thinking, Fast and Slow*. Macmillan.
5 Denes-Raj, V., & Epstein, S. (1994). Conflict between intuitive and rational processing: When people behave against their better judgment. *Journal of Personality and Social Psychology*, *66*(5), 819.
6 Maple, N. H., Hadjianastassiou, V., Jones, R., & Mamode, N. (2010). Understanding risk in living donor nephrectomy. *Journal of Medical Ethics*, *36*(3), 142–7.
7 Brickman, P., Coates, D., & Janoff-Bulman, R. (1978). Lottery winners and accident victims: Is happiness relative? *Journal of Personality and Social Psychology*, *36*(8), 917.

第七章

1 Murphy, J. (2019). New epidemic affects nearly half of American adults. Retrieved from https://www.mdlinx.com/internal-medicine/article/3272 (accessed 10 Dec. 2020).
2 British Red Cross. (n. d.). Action on loneliness. Retrieved from https://www.redcross.org.uk/about-us/what-we-do/action-on-loneliness (accessed 12 Dec. 2020).
3 Davidson, S., & Rossall, P. (2015). Age UK Evidence review: Loneliness in later life. Retrieved from https://www.ageuk.org.uk/globalassets/age-uk/documents/

reports-and-publications/reports-and-briefings/health--wellbeing/rb_june15_lonelines_in_later_life_evidence_review.pdf (accessed 26 Nov. 2020).
4 Reiche, E. M. V., Nunes, S. O. V., & Morimoto, H. K. (2004). Stress, depression, the immune system, and cancer. *The Lancet Oncology*, 5(10), 617–25.
5 McKenzie, K. (2003). Racism and health. BMJ (*Clinical Research Ed.*), 326(7380), 65–6.
6 Kennedy, B. P., Kawachi, I., Lochner, K., Jones, C., & Prothrow-Stith, D. (1997). (Dis)respect and black mortality. *Ethnicity & Disease*, 7(3), 207–14.
7 Gould, M. S., & Shaffer, D. (1986). the impact of suicide in television movies. Evidence of imitation. *New England Journal of Medicine*, *315*(11), 690–4. Erratum in: *New England Journal of Medicine*, *319*(24), 1616.
8 Kreitman, N. (1976). the coal gas story. United Kingdom suicide rates, 1960–71. *British Journal of Preventive & Social Medicine*, *30*(2), 86–93.
9 Miller, M., Azrael, D., & Barber, C. (2012). Suicide mortality in the United States: !e importance of attending to method in understanding population-level disparities in the burden of suicide. *Annual Review of Public Health*, *33*, 393–408.

第八章

1 Centers for Disease Control and Prevention. (n. d.). Obesity trends among US adults between 1985 and 2010. Retrieved from https://www.cdc.gov/obesity/downloads/obesity_trends_2010.pdf (accessed 26 Nov. 2020).
2 Tindle, H. A., Omalu, B., Courcoulas, A., Marcus, M., Hammers, J., & Kuller, L. H. (2010). Risk of suicide after long-term follow-up from bariatric surgery.*Te American Journal of Medicine*, *123*(11), 1036–42.

第九章

1 Layton, T. J., Barnett, M. L., Hicks, T. R., & Jena, A. B. (2018). Attention deficit-hyperactivity disorder and month of school enrollment. *The New England Journal of Medicine*, *379*(22), 2122–30.
2 Blashfield, R. K., Keeley, J. W., Flanagan, E. H. & Miles, S. R. (2014) the cycle of classification: DSM-I through DSM-5. *Annual review of clinical psychology*, 10, 25–51.
3 rpmackey. (21 Jun. 2016). Gove: Britons 'have had enough of experts' [video]. YouTube. Retrieved from https://www.youtube.com/watch?v=GGgiGtJk7MA (accessed 6 Dec. 2020).

4 Kahneman, D. (2011). *Thinking, Fast and Slow*. Macmillan.
5 Kruger, J., & Dunning, D. (1999). Unskilled and unaware of it: How difficulties in recognizing one's own incompetence lead to inflated selfassessments. *Journal of Personality and Social Psychology*, *77*(6), 1121–34.
6 Centers for Disease Control and Prevention. (2020). Measles cases and outbreaks. Retrieved from https://www.cdc.gov/measles/cases-outbreaks.html (accessed 26 Nov. 2020).
7 World Health Organization. (2019). Over 100,000 people sick with measles in 14 months: With measles cases at an alarming level in the European Region, WHO scales up response. Retrieved from https://www.euro.who.int/en/media-centre/sections/press-releases/2019/over-100-000-peoplesick-with-measles-in-14-months-with-measles-cases-at-an-alarming-levelin-the-european-region,-who-scales-up-response (accessed 26 Nov. 2020).
8 Centers for Disease Control and Prevention (2020). Measles history. Retrieved from https://www.cdc.gov/measles/about/history.html (accessed 26 Nov. 2020).
9 Astin, J. A. (1998). Why patients use alternative medicine: Results of a national study. *JAMA*, *279*(19), 1548–53.
10 Nahin, R. L., Barnes, P. M., & Stussman, B. J. (2016). Expenditures on complementary health approaches: United States, 2012. *National Health Statistics Reports*, *95*(June), 1–11.

第十章

1 World Health Organization. (2003). Adherence to long-term therapies: Evidence for action. Retrieved from https://www.who.int/chp/knowledge/publications/adherence_full_report.pdf (accessed 26 Nov. 2020).
2 Sutherland, A. J., & Rodin, G. M. (1990). Factitious disorders in a general hospital setting: Clinical features and a review of the literature. *Psychosomatics*, *31*, 392–9.
3 Olry, R., & Haines, D. E. (2013). Historical and literary roots of Münchhausen syndromes: As intriguing as the syndromes themselves. In S. Finger, F. Boller, & A. Stiles (Eds.), *Literature, Neurology, and Neuroscience: Neurological and Psychiatric Disorders* (Vol. 206) (pp. 123–41). Elsevier.
4 Parsons T. The Social System. London: Routledge; 1951.

第十一章

1 Frank, M. G., Maccario, C. J., & Govindaraju, V. (2009). Behavior and security.

In P. Seidenstat & F. Splane (Eds.), *Protecting Airline Passengers in the Age of Terrorism* (pp. 86–107). Greenwood Publishing Group.
2 Malleson, A. (2005). *Whiplash and Other Useful Illnesses*. McGill-Queen's University Press.
3 Frankl, V. E. (1985). *Man's Search for Meaning*. Simon and Schuster.
4 Santhouse, A. M. (2008). the person in the patient. *BMJ, 337*.
5 Tabuchi, H. (2013, August). Layoffs taboo, Japan workers are sent to the boredom room. *The New York Times*.

第十二章

1 Guez, J., Lev-Wiesel, R., Valetsky, M. A., Sztul, M. A., & Pener, P. D. (2010). Self-figure drawings in women with anorexia; bulimia; overweight; and normal weight: A possible tool for assessment. *The Arts in Psychotherapy, 37*, 400–6.
2 Klump, K. L., Miller, K. B., Keel, P. K., McGue, M., & Iacono, W. G. (2001). Genetic and environmental influences on anorexia nervosa syndromes in a population-based twin sample. *Psychological Medicine, 31*(4), 737–40.
3 Sykes, S. (2017). Six countries taking steps to tackle super-skinny models. Euronews. Retrieved from https://www.euronews.com/2017/09/06/counties-fighting-underweight-modelling (accessed 6 Dec. 2020).
4 Becker, A. E., Burwell, R. A., Herzog, D. B., Hamburg, P., & Gilman, S. E. (2002). Eating behaviours and attitudes following prolonged exposure to television among ethnic Fijian adolescent girls. *The British Journal of Psychiatry, 180*(6), 509–14.
5 Harris, C., & Barraclough, B. (1998). Excess mortality of mental disorder. *The British Journal of Psychiatry, 173*(1), 11–53.
6 Arcelus, J., Mitchell, A. J., Wales, J., & Nielsen, S. (2011). Mortality rates in patients with anorexia nervosa and other eating disorders: A meta-analysis of 36 studies. *Archives of General Psychiatry, 68*(7), 724–31.
7 Research and Markets. (2019). Male grooming products market: Global industry trends, share, size, growth, opportunity and forecast 2019–2024. Retrieved from https://www.researchandmarkets.com/reports/4775701/male-grooming-products-market-global-industry?utm_code=6f9v23&utm_medium=BW (accessed 26 Nov. 2020).
8 Godwin, R. (2018, September). How close is a cure for baldness? *Guardian*. Retrieved from https://www.theguardian.com/fashion/2018/sep/02/hair-today-gone-tomorrow (accessed 26 Nov. 2020).

9   Drescher, J. (2015) Out of DSM: Depathologizing Homosexuality. *Behavioral sciences (Basel, Switzerland)*, 5, 565–575.
10 Thorne, B., & Sanders, P. (2013). *Carl Rogers* (third edition). SAGE Publications Ltd.

第十三章

1   Clarke, E., & Stannard, J. (1963). Aristotle on the anatomy of the brain. *Journal of the History of Medicine and Allied Sciences*, *18*(2), 130–48.
2   Moayedi, M., & Davis, K. D. (2013). Theories of pain: From specificity to gate control. *Journal of Neurophysiology*, *109*(1), 5–12.
3   Tracey, I., & Bushnell, M. C. (2009). How neuroimaging studies have challenged us to rethink: Is chronic pain a disease? *The Journal of Pain*, *10*(11), 1113–20.
4   Zborowski, M. (1952). Cultural components in responses to pain 1. *Journal of Social Issues*, *8*(4), 16–30.
5   Wolff, B. B., & Langley, S. (1968). Cultural factors and the response to pain: A review. *American Anthropologist*, *70*(3), 494–501.
6   Lambert, W. E., Libman, E., & Poser, E. G. (1960). The effect of increased salience of a membership group on pain tolerance. *Journal of Personality*, *28*, 350–7.
7   Rollman, G. B. (2004). Ethnocultural variations in pain. In T. Hadjistavropoulos & K.D. Craig (Eds.), *Pain: Psychological Perspectives* (pp. 155–78). Psychology Press.
8   Rollman, G. B. (1998). Culture and pain. In S. S. Kazarian & D. R. Evans (Eds.), *Cultural Clinical Psychology: Theory, Research, and Practice*. Oxford University Press.
9   Semino, E. (2010). Descriptions of pain, metaphor, and embodied simulation. *Metaphor and Symbol*, *25*(4), 205–26.
10 Freeman, D., Slater, M., Bebbington, P. E., Garety, P. A., Kuipers, E., Fowler, D., Met, A., Read, C. M., Jordan, J., & Vinayagamoorthy, V. (2003). Can virtual reality be used to investigate persecutory ideation? *The Journal of Nervous and Mental Disease*, *191*(8), 509–14.
11 Simon, G. E., VonKorff, M., Piccinelli, M., Fullerton, C., & Ormel, J. (1999). An international study of the relation between somatic symptoms and depression. *New England Journal of Medicine*, *341*(18), 1329–35.
12 Shem, S. (1978). *The House of God*. Black Swan.
13 Jones, G. T., Power, C., & Macfarlane, G. J. (2009). Adverse events in childhood

and chronic widespread pain in adult life: Results from the 1958 British Birth Cohort Study. *Pain*, *143*(1–2), 92-6.

14 Felitti, V. J., Anda, R. F., Nordenberg, D., Williamson, D. F., Spitz, A. M., Edwards, V., & Marks, J. S. (1998). Relationship of childhood abuse and household dysfunction to many of the leading causes of death in adults: the Adverse Childhood Experiences (ACE) Study. *American Journal of Preventive Medicine*, *14*(4), 245–58.

第十四章

1 Appelbaum, P. S. (2018). Physician-assisted death in psychiatry. *World Psychiatry*, *17*(2), 145–6.

2 Verhofstadt, M., thienpont, L., & Peters, G. J. Y. (2017). When unbearable suffering incites psychiatric patients to request euthanasia: Qualitative study. *The British Journal of Psychiatry*, *211*(4), 238–45.

3 Van der Heide, A., Van Delden, J. J., & Onwuteaka-Philipsen, B. D. (2017). End-of-life decisions in the Netherlands over 25 years. *New England Journal of Medicine*, *377*(5), 492–4.

4 Kim, S. Y., De Vries, R. G., & Peteet, J. R. (2016). Euthanasia and assisted suicide of patients with psychiatric disorders in the Netherlands 2011 to 2014. *JAMA Psychiatry*, *73*(4), 362–8.

5 Thienpont, L., Verhofstadt, M., Van Loon, T., Distelmans, W., Audenaert, K., & De Deyn, P. P. (2015). Euthanasia requests, procedures and outcomes for 100 Belgian patients suffering from psychiatric disorders: A retrospective, descriptive study. *BMJ Open*, 5(7).

6 Doernberg, S. N., Peteet, J. R., & Kim, S. Y. (2016). Capacity evaluations of psychiatric patients requesting assisted death in the Netherlands. *Psychosomatics*, *57*(6), 556–65.

7 Swales, K., & Taylor, E. A. (2017). British social attitudes 34: Moral issues. The National Centre for Social Research. Retrieved from https://www.bsa.natcen.ac.uk/media/39147/bsa34_moral_issues_final.pdf (accessed 26 Nov. 2020).

8 Seale, C. (2009). Legalisation of euthanasia or physician-assisted suicide: Survey of doctors' attitudes. *Palliative Medicine*, *23*(3), 205–12.

第十五章

1 Naylor, C., Parsonage, M., McDaid, D., Knapp, M., Fossey, M., & Galea, A. (2012). Long-term conditions and mental health: the cost of co-morbidities. !e King's

Fund and Centre for Mental Health.
2. Welch, C. A., Czerwinski, D., Ghimire, B., & Bertsimas, D. (2009). Depression and costs of health care. *Psychosomatics*, *50*(4), 392–401.
3. Wolff, J., Heister, T., Normann, C., & Kaier, K. (2018). Hospital costs associated with psychiatric comorbidities: A retrospective study. *BMC Health Services Research*, *18*(1), 67.
4. Whyte, E. M., & Mulsant, B. H. (2002). Post stroke depression: Epidemiology, pathophysiology, and biological treatment. *Biological Psychiatry*, *52*(3), 253–64.
5. Dhar, A. K., & Barton, D. A. (2016). Depression and the link with cardiovascular disease. *Frontiers in Psychiatry*, *7*, 33.
6. Pumar, M. I., Gray, C. R., Walsh, J. R., Yang, I. A., Rolls, T. A., & Ward, D. L. (2014). Anxiety and depression – Important psychological comorbidities of COPD. *Journal of Thoracic Disease*, *6*(11), 1615–31.
7. Musselman, D. L., Betan, E., Larsen, H., & Phillips, L. S. (2003). Relationship of depression to diabetes types 1 and 2: Epidemiology, biology, and treatment. *Biological Psychiatry*, *54*(3), 317–29.
8. Wulsin, L. R., Vaillant, G. E., & Wells, V. E. (1999). A systematic review of the mortality of depression. *Psychosomatic Medicine*, *61*(1), 6–17.

第十六章

1. Lewis, G., & Appleby, L. (1988). Personality disorder: !e patients psychiatrists dislike. *The British Journal of Psychiatry*, 153, 44–9.
2. Ibid.
3. Raymont, V., Bingley, W., Buchanan, A., David, A. S., Hayward, P., Wessely, S., & Hotopf, M. (2004). Prevalence of mental incapacity in medical inpatients and associated risk factors: Cross-sectional study. *The Lancet*, *364*(9443), 1421–7.
4. Zigmond, T. (2012). *A Clinician's Brief Guide to the Mental Health Act*. RCPsych Publications.

第十七章

1. Ware, B. (n. d.). Regrets of the dying. Retrieved from https://bronnieware.com/blog/regrets-of-the-dying/ (accessed 26 Nov. 2020).
2. Chochinov, H. M., Wilson, K. G., Enns, M., Mowchun, N., Lander, S., Levitt, M., & Clinch, J. J. (1995). Desire for death in the terminally ill. *The American Journal of Psychiatry*, *152*(8), 1185–91.
3. Scull, A. (2015). *Madness in Civilization*. Princeton University Press.

4　Louhivuori, K. A., & Hakama, M. (1979). Risk of suicide among cancer patients. *American Journal of Epidemiology, 109*(1), 59–65.

5　Johnson, T. V., Garlow, S. J., Brawley, O. W., & Master, V. A. (2012). Peak window of suicides occurs within the first month of diagnosis: Implications for clinical oncology. *Psycho-Oncology, 21*(4), 351–6.

6　Chochinov, H. M., Hack, T., Hassard, T., Kristjanson, L. J., McClement, S., & Harlos, M. (2005). Dignity therapy: A novel psychotherapeutic intervention for patients near the end of life. *Journal of Clinical Oncology, 23*(24), 5520–5.

7　McClement, S., Chochinov, H. M., Hack, T., Hassard, T., Kristjanson, L. J., & Harlos, M. (2007). Dignity therapy: Family member perspectives. *Journal of Palliative Medicine, 10*(5), 1076–82.

8　Davis, C., Naci, H., Gurpinar, E., Poplavska, E., Pinto, A., & Aggarwal, A. (2017). Availability of evidence of benefits on overall survival and quality of life of cancer drugs approved by European Medicines Agency: Retrospective cohort study of drug approvals 2009–13. *BMJ, 359*.

第十八章

1　Litz, B. T., Stein, N., Delaney, E., Lebowitz, L., Nash, W. P., Silva, C., & Maguen, S. (2009). Moral injury and moral repair in war veterans: A preliminary model and intervention strategy. *Clinical Psychology Review, 29*(8), 695–706.

2　Greenberg, N., Docherty, M., Gnanapragasam, S. & Wessely, S. (2020) Managing mental health challenges faced by healthcare workers during covid-19 pandemic. BMJ, 368, Available at: https://www.bmj.com/content/368/bmj.m1211

3　Salib, E. (2003). Effect of 11 September 2001 on suicide and homicide in England and Wales. *The British Journal of Psychiatry, 183*(3), 207–12.

4　Durkheim, E. (1952). *Suicide: A Study in Sociology*. Routledge & K. Paul.

5　Bosma, H., Marmot, M. G., Hemingway, H., Nicholson, A. C., Brunner, E., & Stansfeld, S. A. (1997). Low job control and risk of coronary heart disease in Whitehall II (prospective cohort) study. *BMJ, 314*(7080), 558.

后记

1　Ospina, N. S., Phillips, K. A., Rodriguez-Gutierrez, R., Castaneda-Guarderas, A., Gionfriddo, M. R., Branda, M. E., & Montori, V. M. (2019). Eliciting the patient's agenda – secondary analysis of recorded clinical encounters. *Journal of General Internal Medicine, 34*(1), 36–40.

2　Glass, J. (2019). !e heart sink doctor [blog]. The BMJ Opinion. Retrieved from

https://blogs.bmj.com/bmj/2019/10/23/jonathan-glass-the-heartsink-doctor/ (accessed 26 Nov. 2020).
3   Naylor, C., Parsonage, M., McDaid, D., Knapp, M., Fossey, M., & Galea, A. (2012). Long-term conditions and mental health: the cost of co-morbidities. The King's Fund and Centre for Mental Health.
4   Barsky, A. J., Orav, E. J., & Bates, D. W. (2005). Somatization increases medical utilization and costs independent of psychiatric and medical comorbidity. *Archives of General Psychiatry*, *62*(8), 903–10.

那不只是身体的病

作者 _ ［英］阿拉斯泰尔·桑豪斯　译者 _ 陈赢

编辑 _ 周喆 杨仪清　装帧设计 _ 肖雯　主管 _ 阴牧云
技术编辑 _ 顾逸飞　责任印制 _ 杨景依　出品人 _ 贺彦军

营销团队 _ 果麦文化营销与品牌部

果麦
www.goldmye.com

以 微 小 的 力 量 推 动 文 明

图书在版编目（CIP）数据

那不只是身体的病 /（英）阿拉斯泰尔·桑豪斯著；陈赢译. — 西安：太白文艺出版社，2025.4. — ISBN 978-7-5513-2945-3

Ⅰ. R395.6-49

中国国家版本馆CIP数据核字第2025BV5961号

陕西省版权局 合同登记号 图字：25-2025-051

Head First: A Psychiatrist's Stories of Mind and Body

Copyright ©2021 by Alastair Santhouse

Published by arrangement with Jonathan Conway Literary Agency, through The Grayhawk Agency Ltd.

那不只是身体的病
NA BU ZHISHI SHENTI DE BING

著　　者	[英] 阿拉斯泰尔·桑豪斯
译　　者	陈　赢
责任编辑	黄　洁　强紫芳
封面设计	肖　雯
出版发行	太白文艺出版社
经　　销	新华书店
印　　刷	天津丰富彩艺印刷有限公司
开　　本	880mm×1230mm　1/32
字　　数	180千字
印　　张	8.5
版　　次	2025年4月第1版
印　　次	2025年4月第1次印刷
印　　数	1—5,000
书　　号	ISBN 978-7-5513-2945-3
定　　价	59.80元

版权所有　翻印必究
如有印装质量问题，可寄出版社印制部调换
联系电话：029-81206800
出版社地址：西安市曲江新区登高路1388号（邮编：710061）
营销中心电话：029-87277748　029-87217872